TUSHUO JUMIN CHANGJIAN
EXING ZHONGLIU SHAICHA HE YUFANG

图说居民常见
恶性肿瘤筛查和预防

吴建林　廖洪　路顺　主编

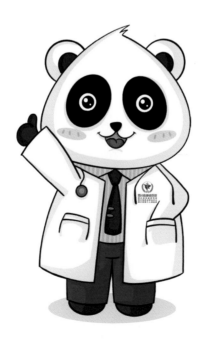

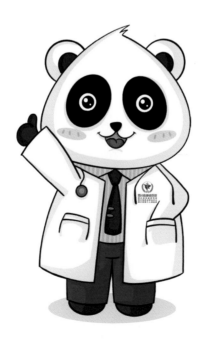四川科学技术出版社

图书在版编目（CIP）数据

图说居民常见恶性肿瘤筛查和预防 / 吴建林, 廖洪,
路顺主编. -- 成都 : 四川科学技术出版社, 2023.8
　　ISBN 978-7-5727-1100-8

　　Ⅰ.①图… Ⅱ.①吴… ②廖… ③路… Ⅲ.①癌 – 诊
疗 Ⅳ.①R73

中国国家版本馆CIP数据核字(2023)第146546号

图说居民常见恶性肿瘤筛查和预防

主　编　吴建林　廖　洪　路　顺

出 品 人　程佳月
策划组稿　钱丹凝
责任编辑　税萌成
封面设计　筱　亮
责任出版　欧晓春
出版发行　四川科学技术出版社
　　　　　　地址 成都市锦江区三色路238号　邮政编码 610023
　　　　　　官方微博 http://weibo.com/sckjcbs
　　　　　　官方微信公众号 sckjcbs
　　　　　　传真 028-86361756
成品尺寸　145mm × 210mm
印　　张　4.75　字数 60 千
印　　刷　成都市金雅迪彩色印刷有限公司
版　　次　2023年 8 月第 1 版
印　　次　2023年 12 月第 1 次印刷
定　　价　39.00元

ISBN 978-7-5727-1100-8

邮　　购：成都市锦江区三色路238号新华之星A座25层　邮政编码：610023
电　　话：028-86361770

本书编委会

主　编：吴建林　廖　洪　路　顺

副主编：李岳冰　宋　欢　乔　良

　　　　庄　翔　燕　锦　李　涛

　　　　李　强　张国楠　姚文秀

编　委：刘　超　冯爕林　韩泳涛

　　　　王朝晖　吴　毅　王登凤

　　　　李　力　王　浩　赵　平

　　　　杨中华　苏　茜　王　春

　　　　卢　漫　田雨可　薄文涛

　　　　包　郁　刘　红　刘新冰

　　　　芮元祎　李　卉　李丽娜

　　　　李　曾　杨盛柯　吴　萍

　　　　陈义波　罗红兵　周术奎

　　　　周　进　周　鹏　段寻梅

　　　　洪煌明　程幼夫

卷首语

　　国家癌症中心 2022 年发布的数据表明，2016 年我国新发癌症病例约 406.4 万，相当于平均每分钟有 8 人确诊癌症；死亡癌症病例约 241.4 万，相当于平均每分钟有 5 人因癌症死亡。癌症已成为威胁我国居民健康的重大公共卫生问题。随着老龄化和生活方式的改变，癌症的疾病负担还在加重。

　　科学的预防和筛查，可以降低癌症的发病率和死亡率。为了提升大众抗击癌症的能力，帮助他们掌握科学的预防方法，选择正确的筛查方式，四川省癌症防治中心联合成都商报四川名医项目组，编写了这本漫画书《图说居民常见恶性肿瘤筛查和预防》。

　　本书根据国家癌症中心的数据统计，选择了我国最常见的十大癌症，包括肺癌、乳腺癌、结直肠癌、胃癌、原发性肝癌、食管癌、甲状腺癌、前列腺癌、子宫颈癌和淋巴瘤，以漫画的形式向大众进行科普。本书塑造了癌症防治科普工作者康康这一形象，将十大癌症的预防和筛查知识贯穿到康康的生活和工作中，形成了十个有趣的小故事，并通过漫画的形式形象生动地呈现出来。

　　本书编写前，对基层医疗卫生人员、疾控中心工作者和社区居民进行了访谈，以获取大众对癌症防治科普知识的需求，保证内容的针对性；本书编写过程中，参考了国际和国内最新的癌症预防和筛查指南，得到了癌症预防和诊治权威专家的支持，保证内容的科学性；初稿形成后，我们又邀请了社区居民、新闻传播学和健康教育专家参与修改，保证内容的通俗性。

　　每个人都是自身健康的第一责任人，我们希望本书能帮助读者了解癌症防治知识，并在日常生活和工作中真正做到早预防、早发现、早诊断、早治疗，最大限度地降低癌症危害。

目录

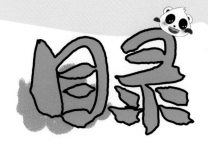

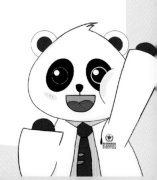

书中主人公

康康

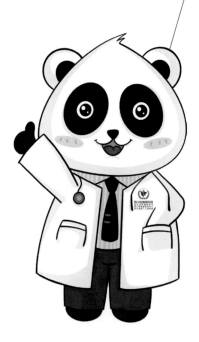

性别：男

身高：175 cm

体重：65 kg

生日：3月23日

介绍：康康家在农村，父母都是农民，但康康从小学习成绩优异，高考以全班第一名的成绩考上医科大学。硕博连读后，康康到四川省肿瘤医院从事癌症防治科普工作。在工作和生活中，康康遇到很多有不良生活习惯的人。当他们患上癌症后又害怕癌症，不能正确认识癌症，康康总是用通俗、有趣、生动的语言耐心地为大家讲解，真心实意地帮助大家，赢得了大家的信任和喜爱。

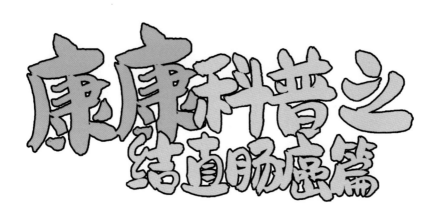

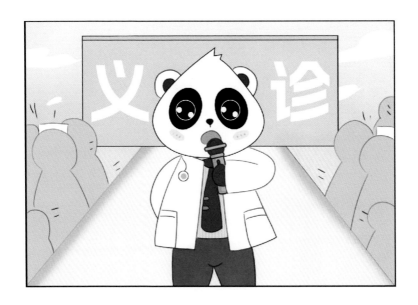

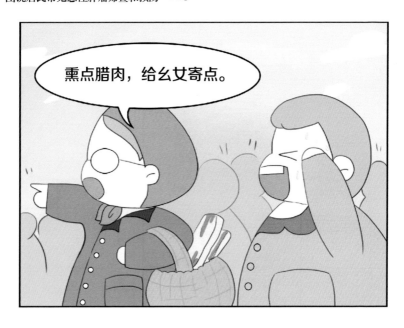

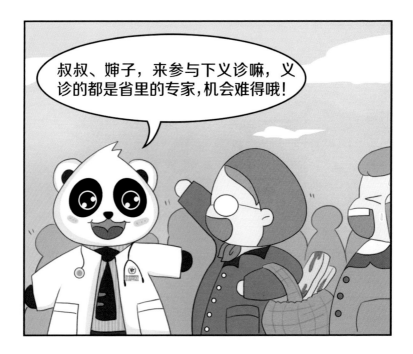

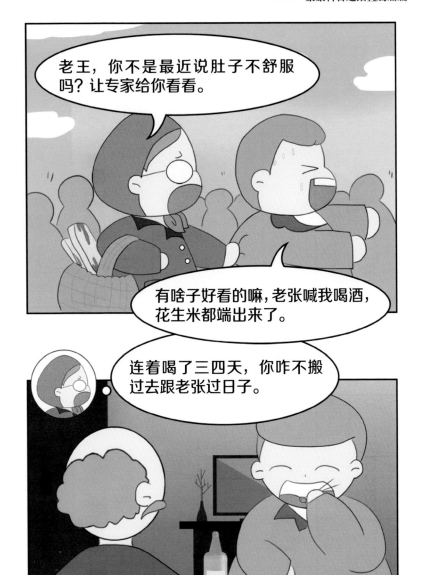

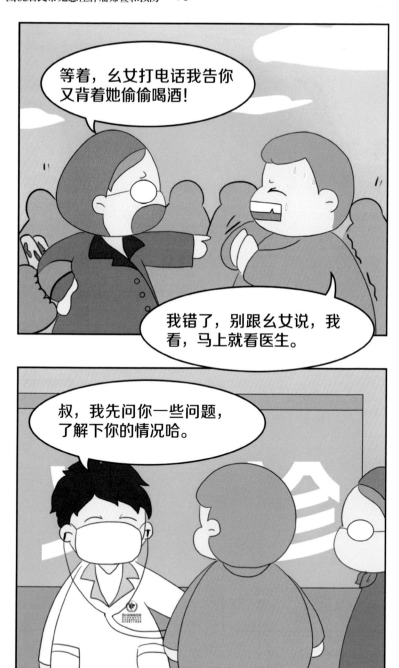

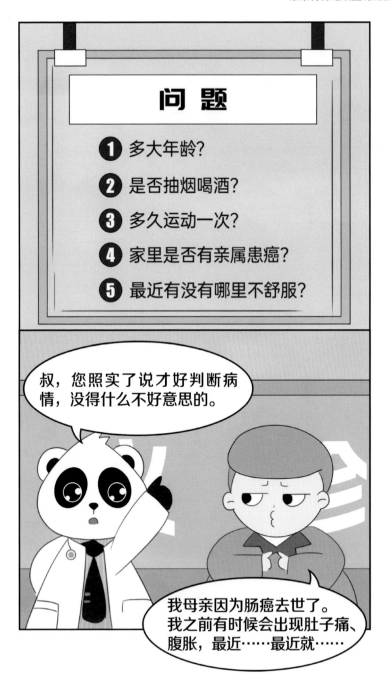

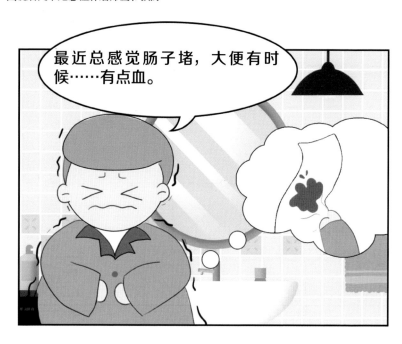

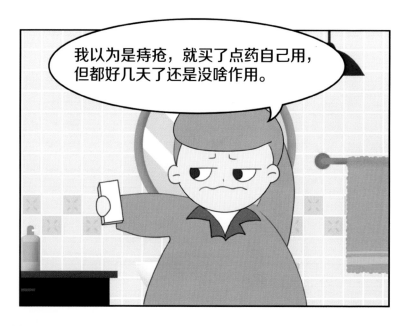

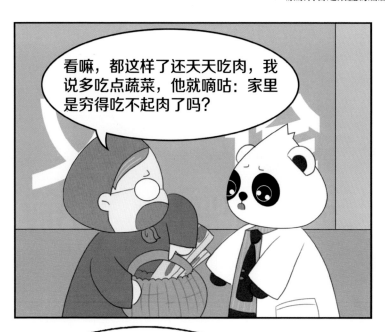

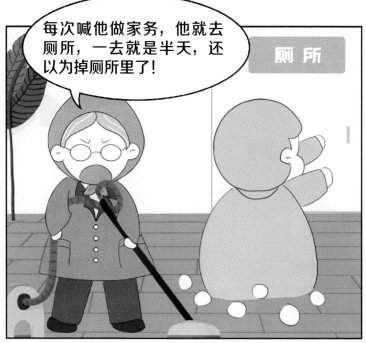

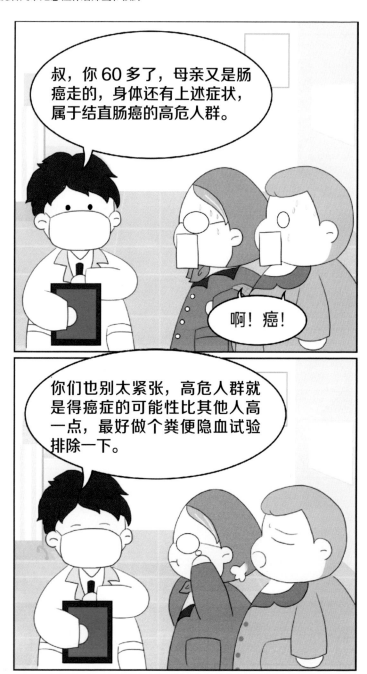

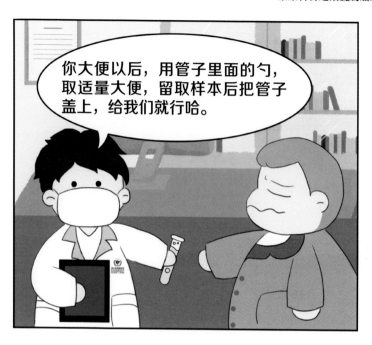

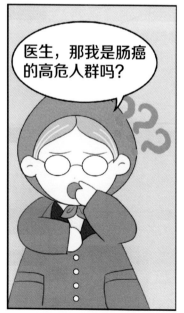

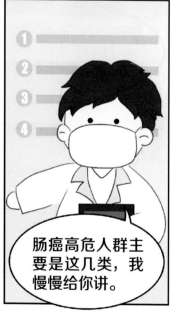

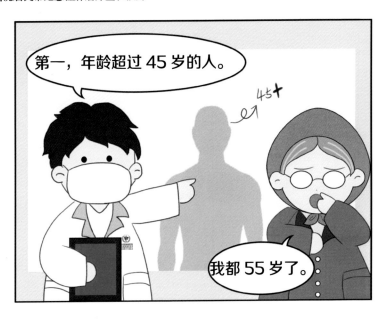

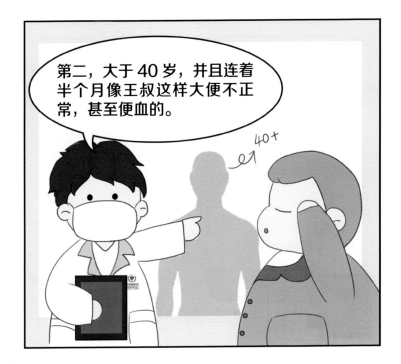

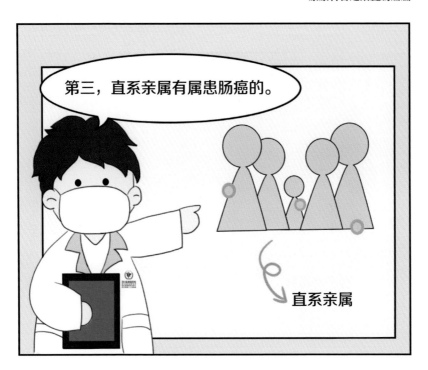

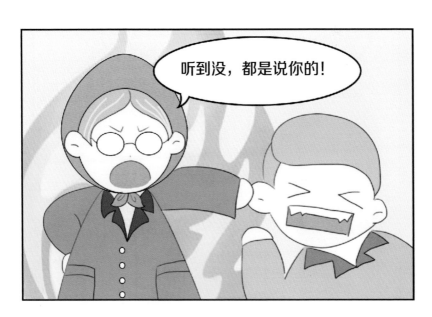

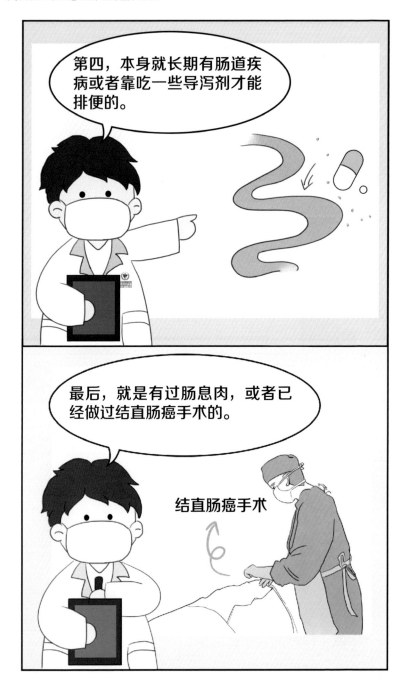

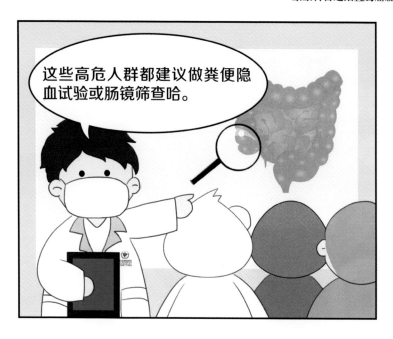

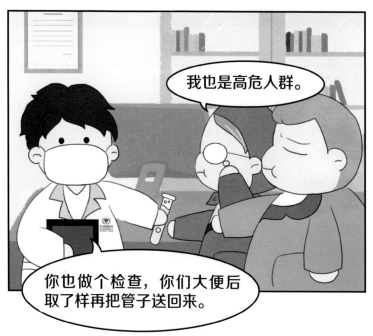

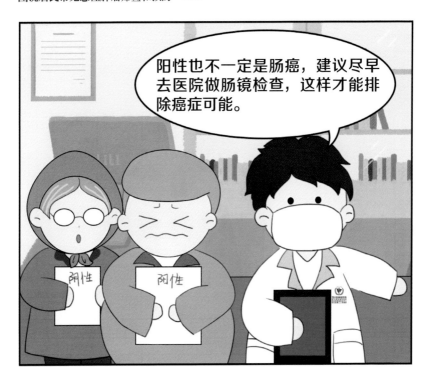

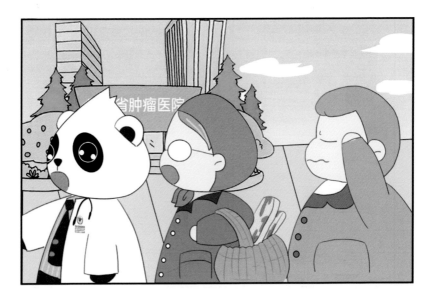

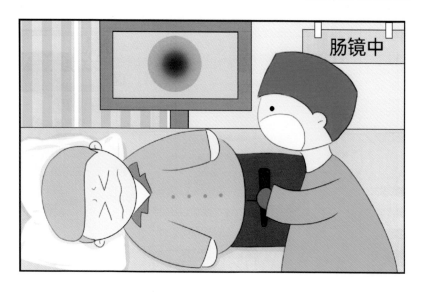

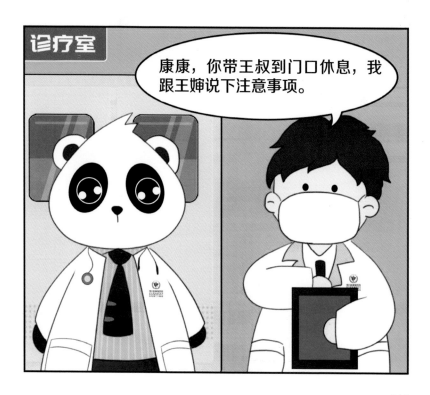

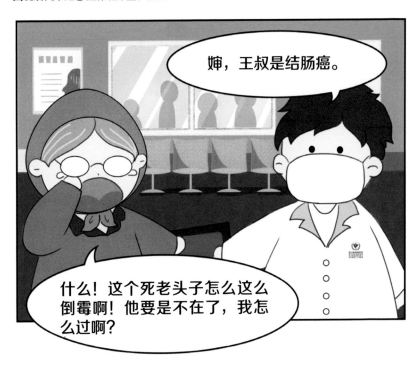

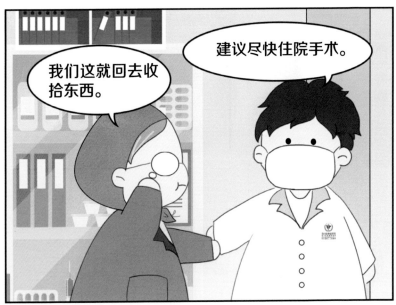

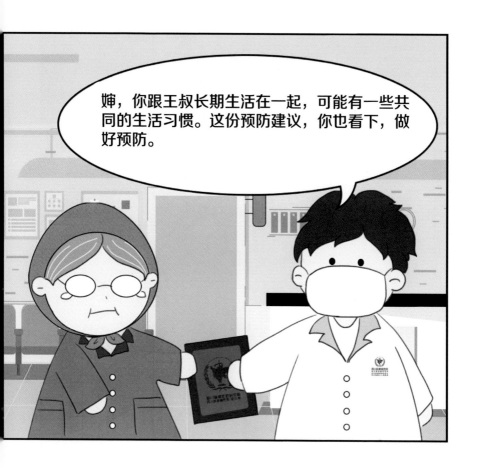

结直肠癌预防建议

1 坚持锻炼，避免肥胖。

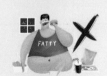

2 多吃蔬菜水果，少吃油炸类、坚果类、动物肉类等高脂肪食物，少吃含糖的食物，少吃腊肉、火腿肠这些加工肉类。

3 戒烟、限酒。

结直肠癌筛查建议

1 粪便隐血试验（FOBT）是肠癌筛查最为便捷的手段，费用低廉，敏感性较高。

2 肠镜及活检是诊断结直肠癌的金标准。

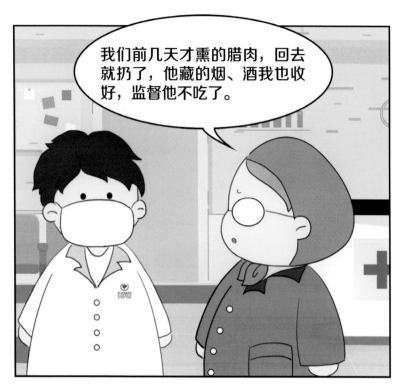

审核专家：刘超

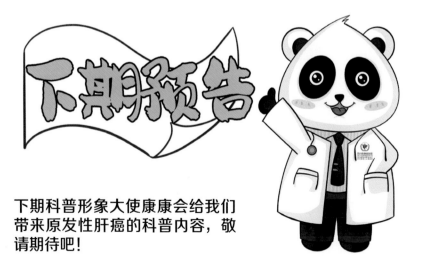

下期科普形象大使康康会给我们
带来原发性肝癌的科普内容，敬
请期待吧！

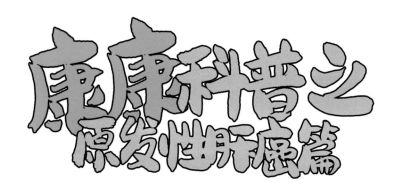

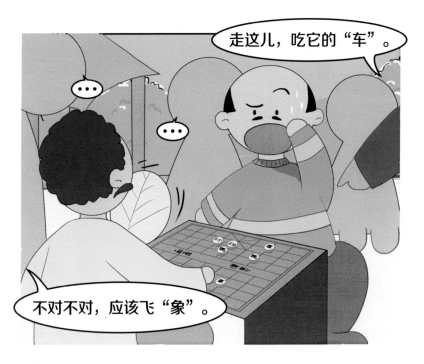

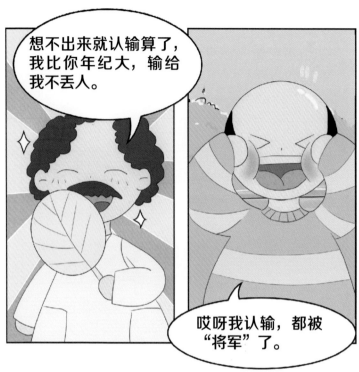

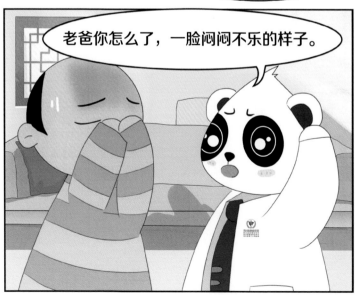

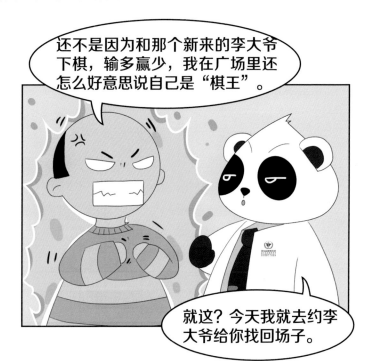

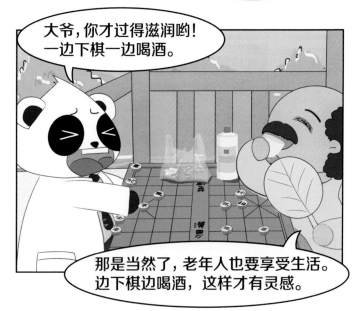

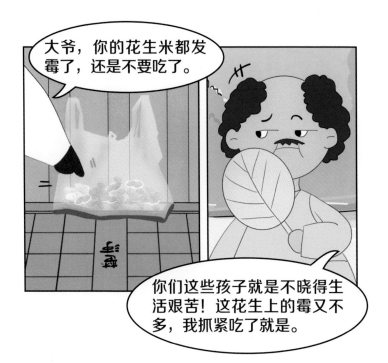

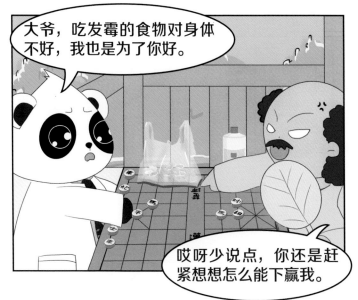

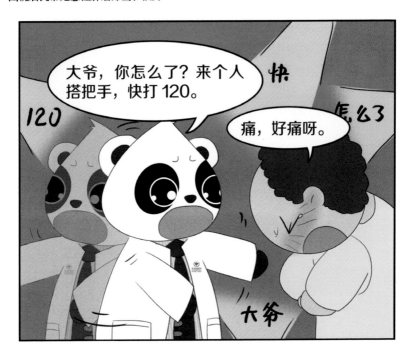

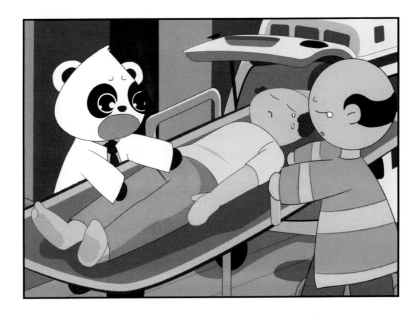

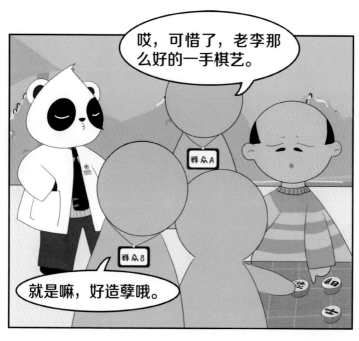

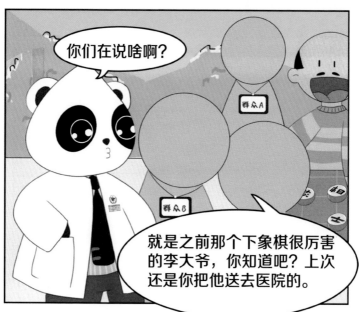

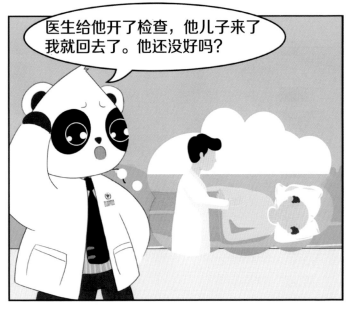

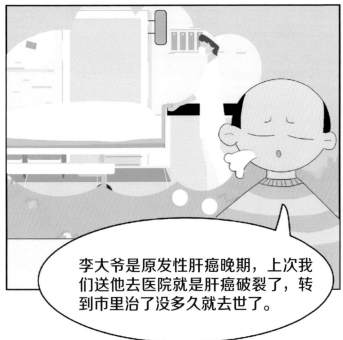

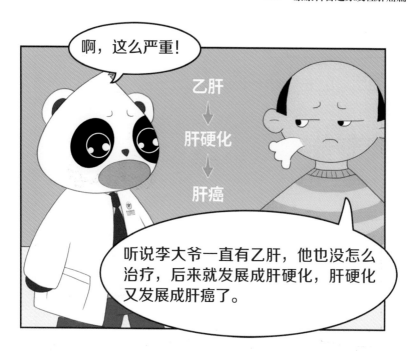

乙肝
↓
肝硬化
↓
肝癌

啊，这么严重！

听说李大爷一直有乙肝，他也没怎么治疗，后来就发展成肝硬化，肝硬化又发展成肝癌了。

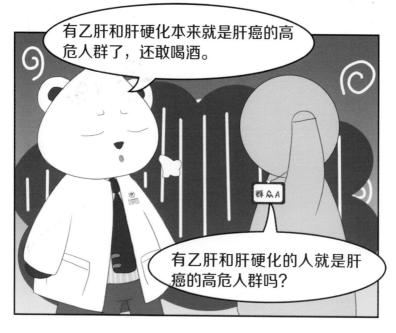

有乙肝和肝硬化本来就是肝癌的高危人群了，还敢喝酒。

群众A

有乙肝和肝硬化的人就是肝癌的高危人群吗？

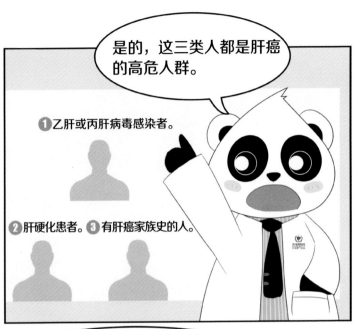

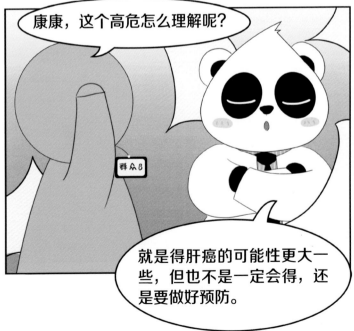

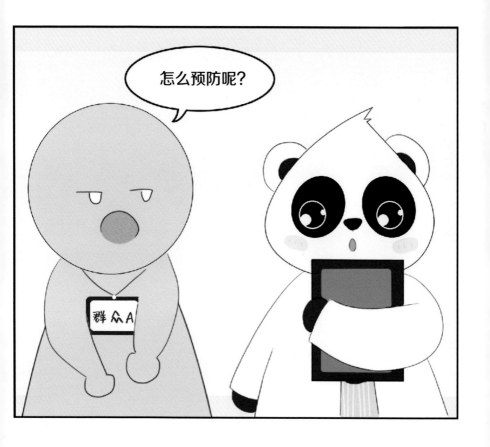

原发性肝癌预防建议

1 接种乙肝疫苗，感染了
乙肝或丙肝病毒的，尽
早接受规范化诊治。

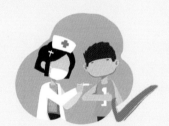

2 要戒酒或者尽量少喝酒。

3 不要吃发霉的食物。

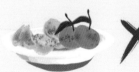

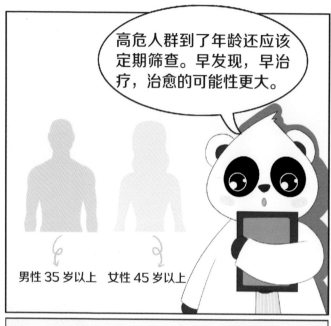

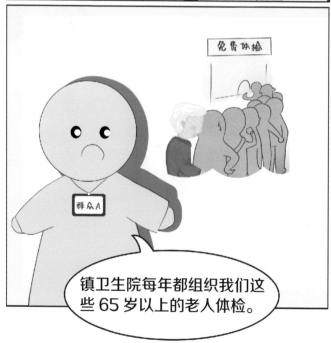

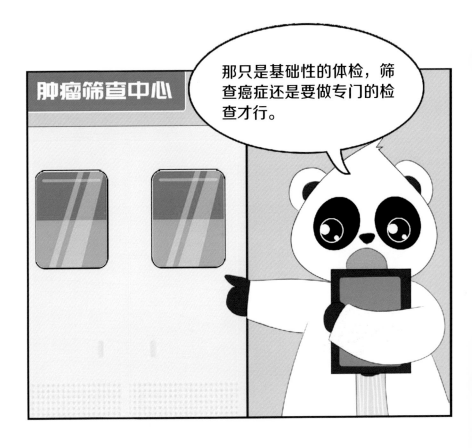

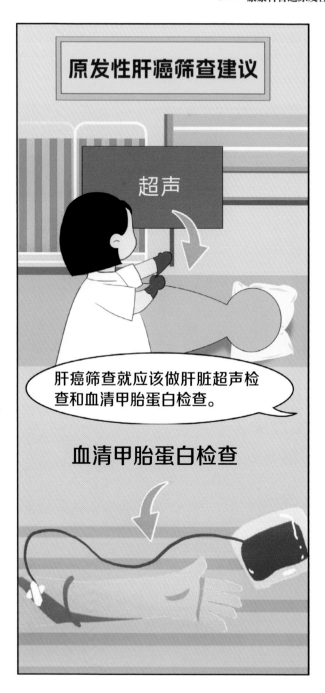

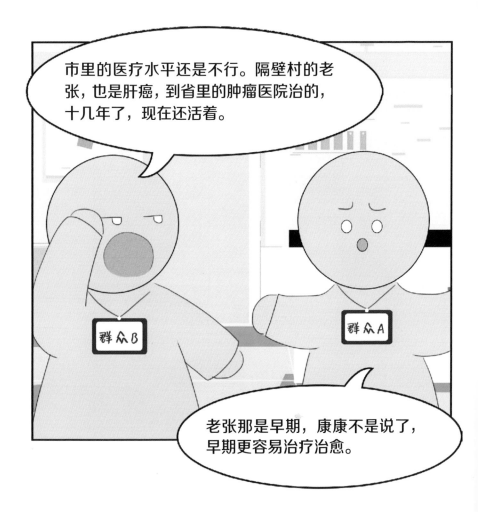

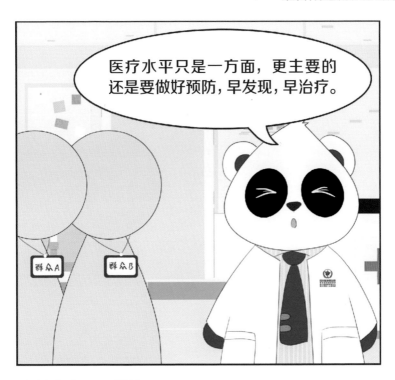

审核专家：冯燹林

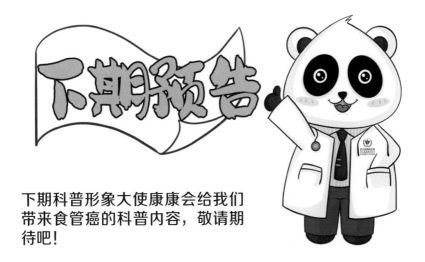

下期科普形象大使康康会给我们带来食管癌的科普内容，敬请期待吧！

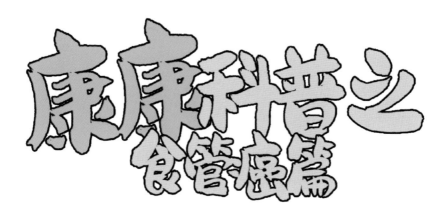

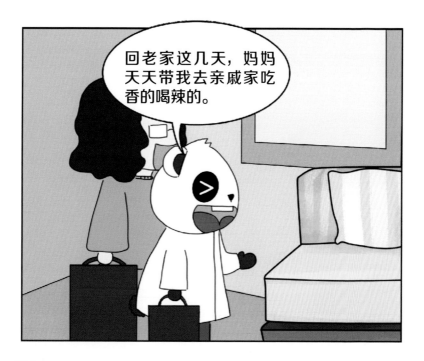

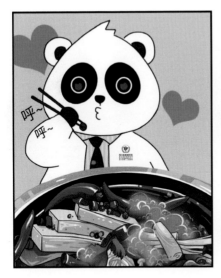

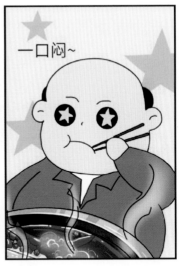

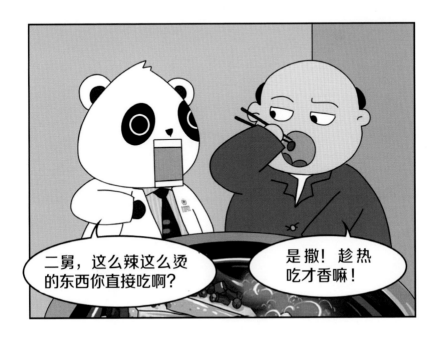

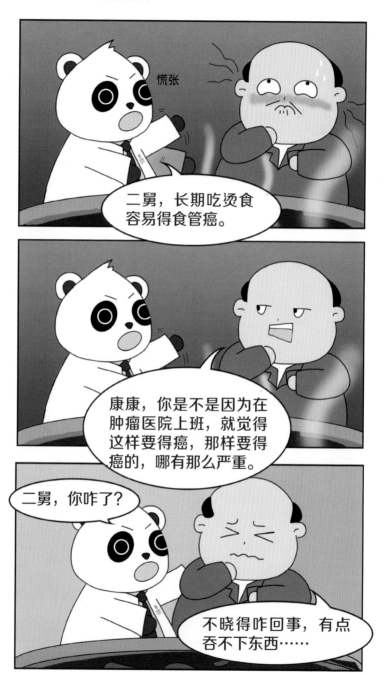

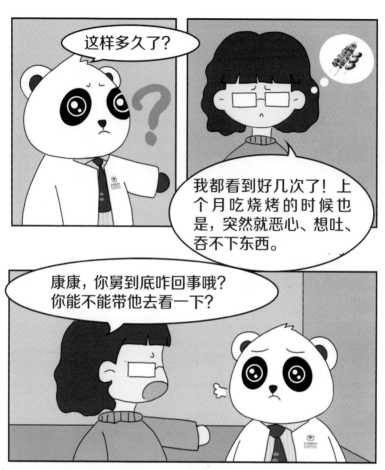

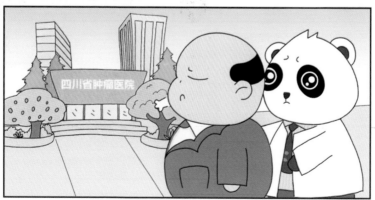

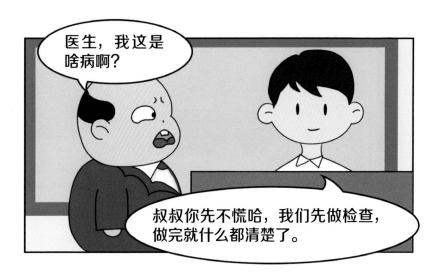

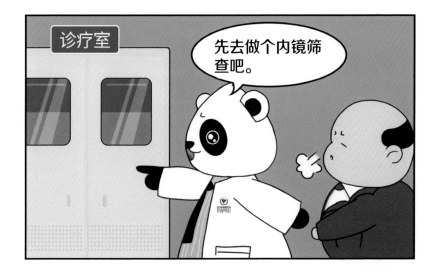

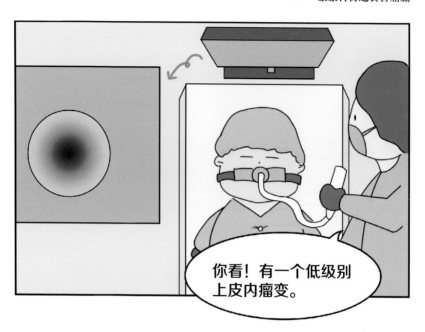

你看！有一个低级别上皮内瘤变。

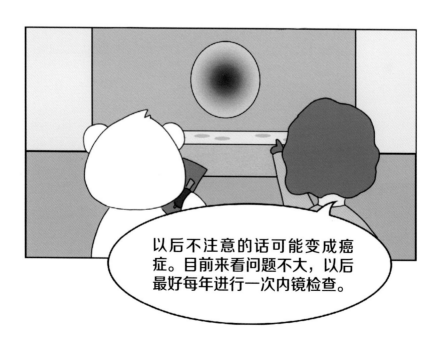

以后不注意的话可能变成癌症。目前来看问题不大，以后最好每年进行一次内镜检查。

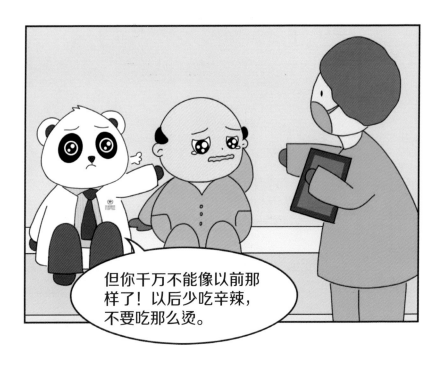

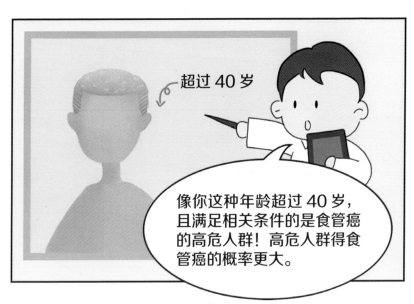

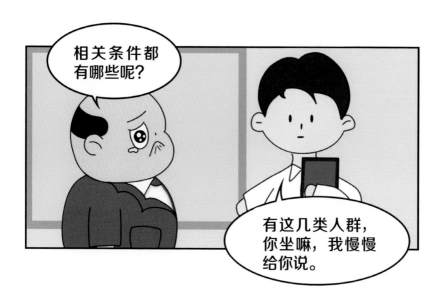

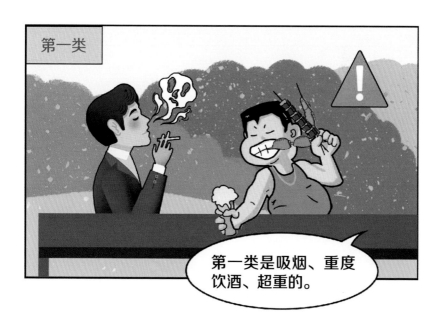

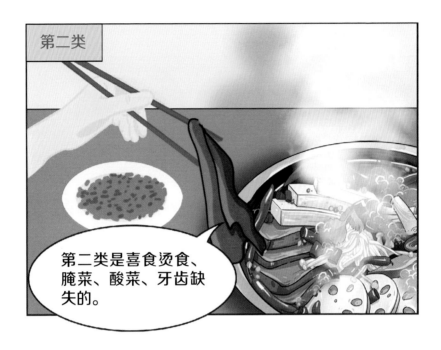

第二类

第二类是喜食烫食、腌菜、酸菜、牙齿缺失的。

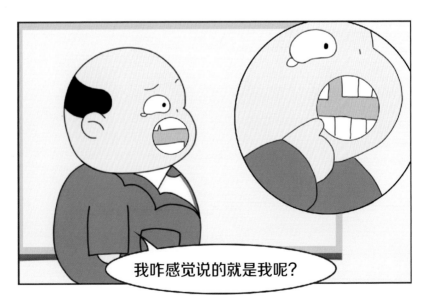

我咋感觉说的就是我呢?

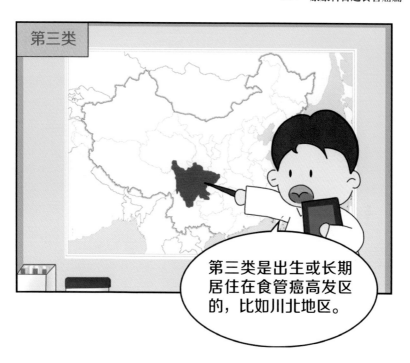

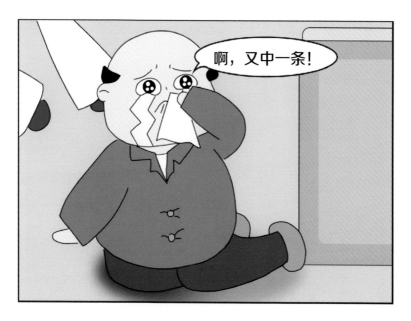

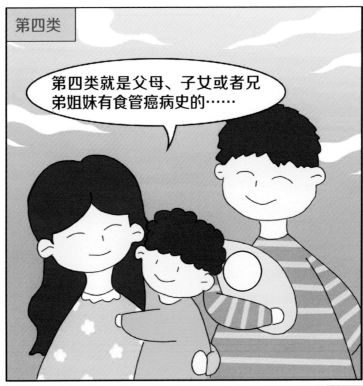

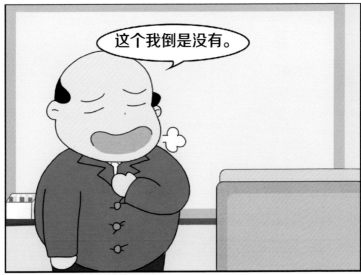

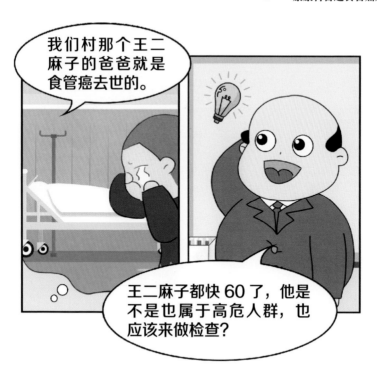

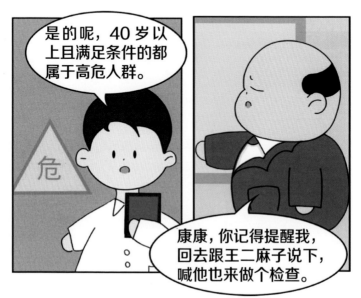

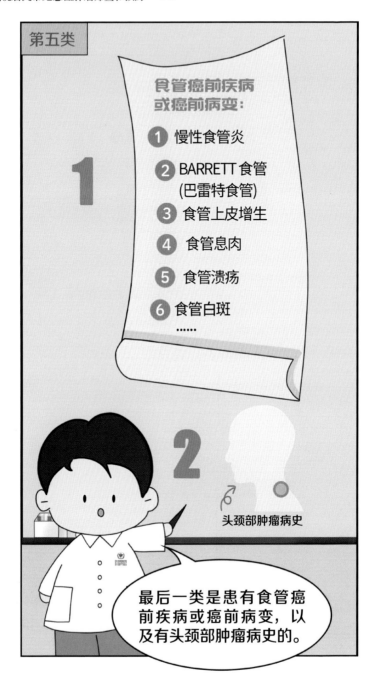

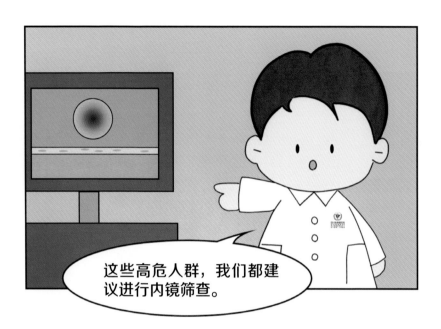

这些高危人群，我们都建议进行内镜筛查。

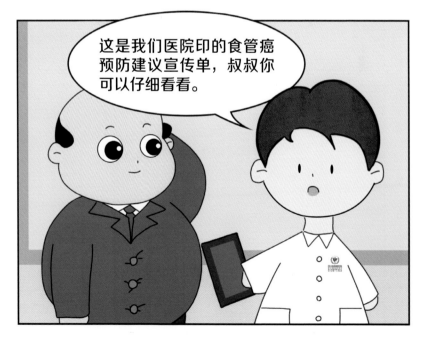

这是我们医院印的食管癌预防建议宣传单，叔叔你可以仔细看看。

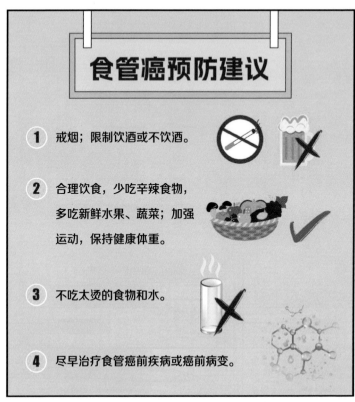

食管癌预防建议

1 戒烟；限制饮酒或不饮酒。

2 合理饮食，少吃辛辣食物，多吃新鲜水果、蔬菜；加强运动，保持健康体重。

3 不吃太烫的食物和水。

4 尽早治疗食管癌前疾病或癌前病变。

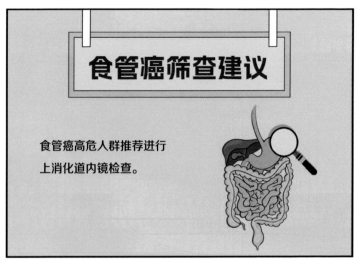

食管癌筛查建议

食管癌高危人群推荐进行上消化道内镜检查。

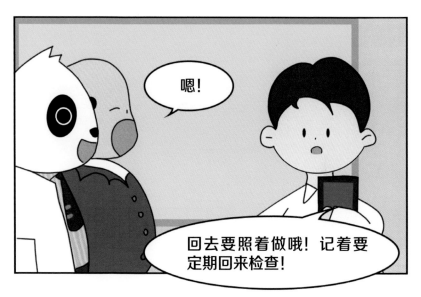

审核专家：韩泳涛

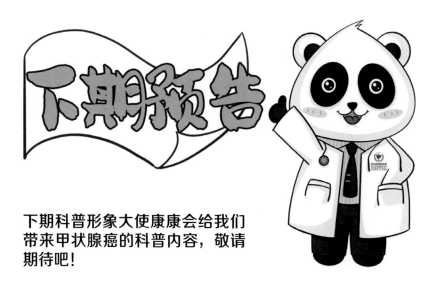

下期科普形象大使康康会给我们
带来甲状腺癌的科普内容，敬请
期待吧！

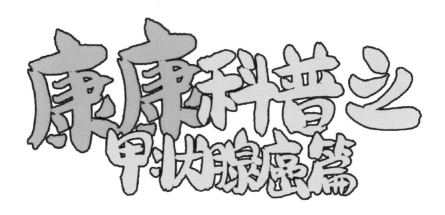

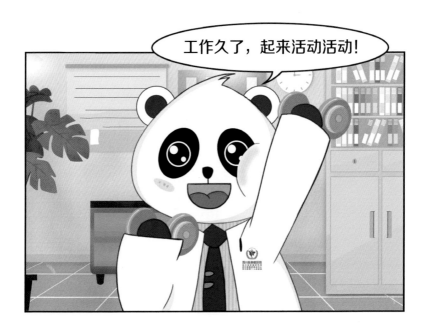

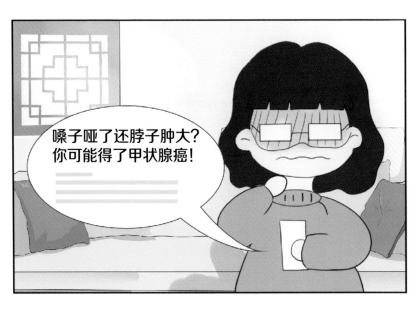

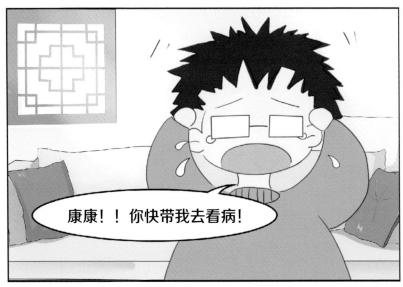

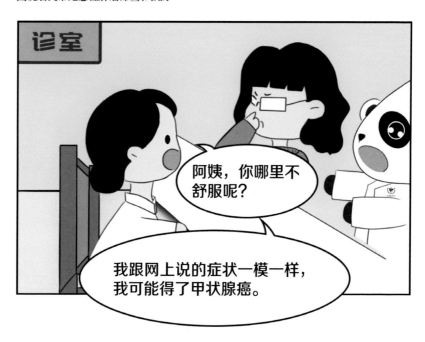

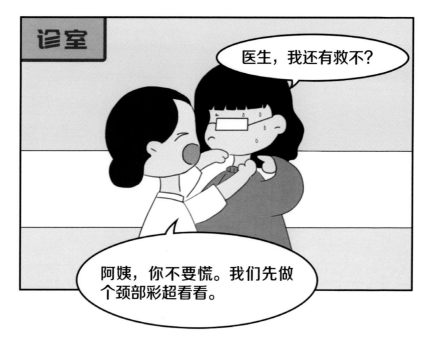

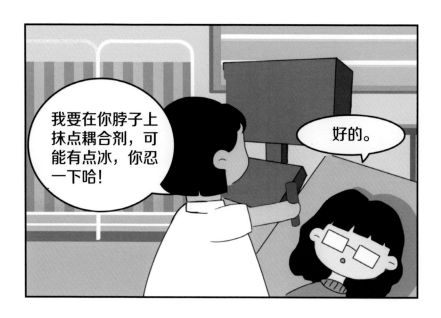

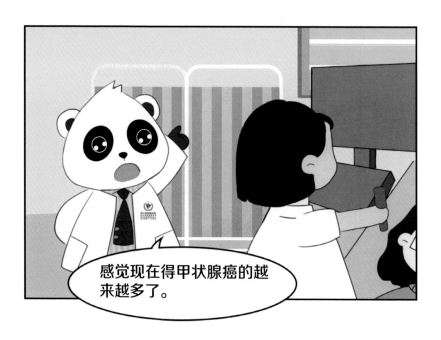

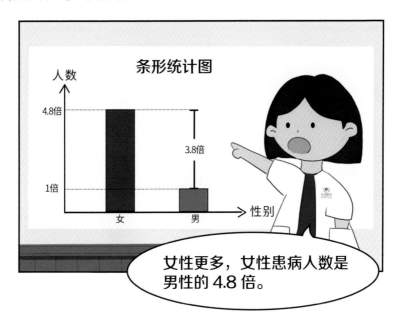

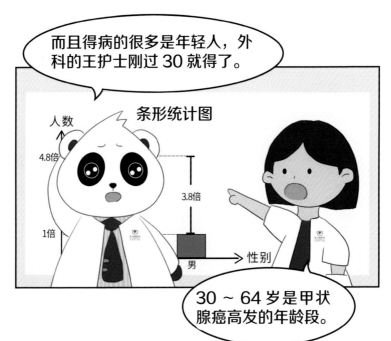

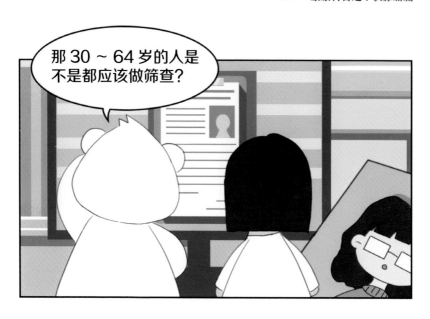

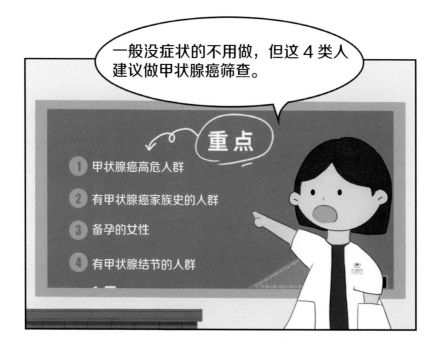

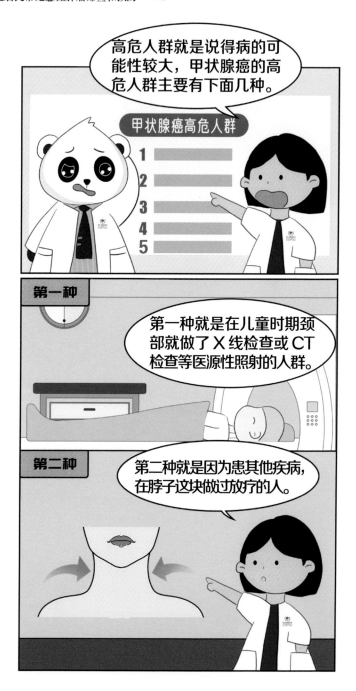

第三种就是有甲状腺疾病家族史，或者之前得过甲状腺疾病的人。

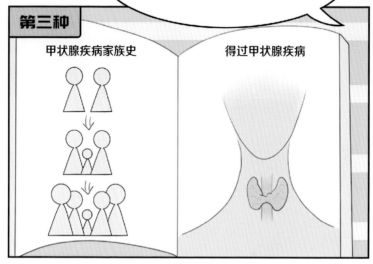

第四种就是甲状腺结节大于1cm，且结节还在迅速变大或颈部有相关症状的人。

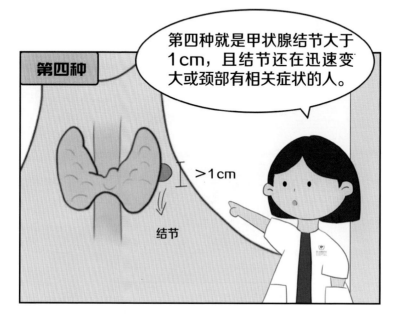

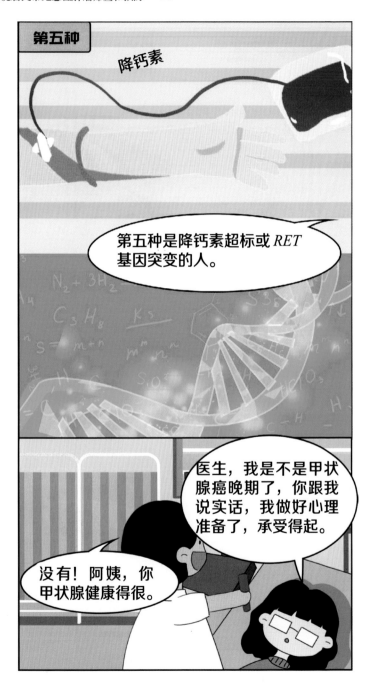

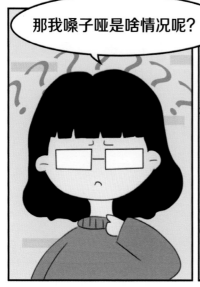

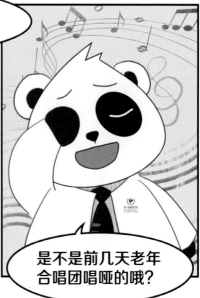

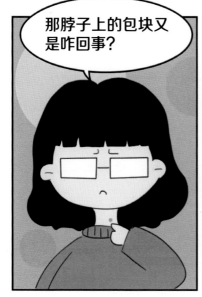

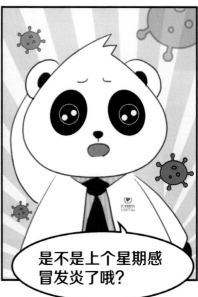

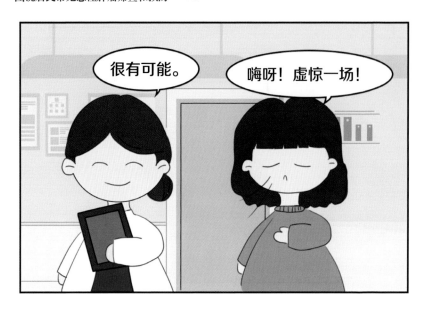

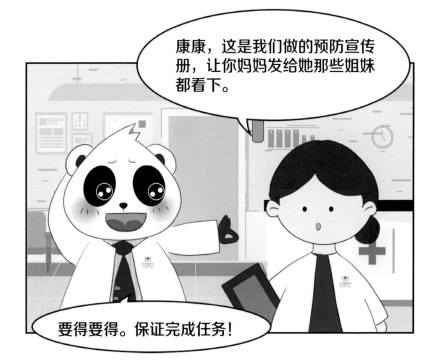

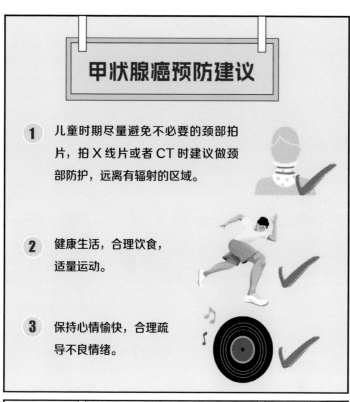

甲状腺癌预防建议

1 儿童时期尽量避免不必要的颈部拍片，拍 X 线片或者 CT 时建议做颈部防护，远离有辐射的区域。

2 健康生活，合理饮食，适量运动。

3 保持心情愉快，合理疏导不良情绪。

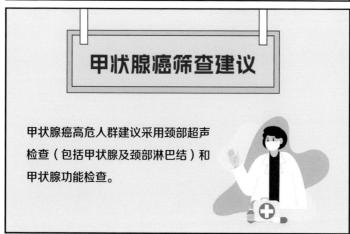

甲状腺癌筛查建议

甲状腺癌高危人群建议采用颈部超声检查（包括甲状腺及颈部淋巴结）和甲状腺功能检查。

审核专家：王朝晖

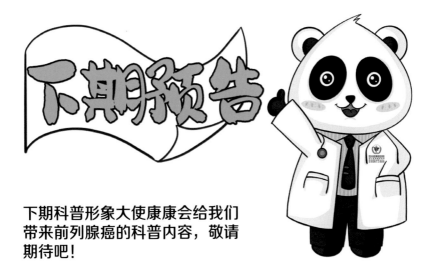

下期科普形象大使康康会给我们
带来前列腺癌的科普内容，敬请
期待吧！

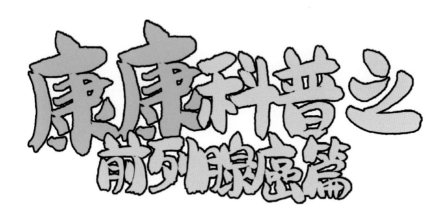

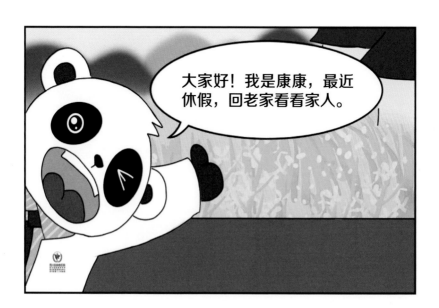

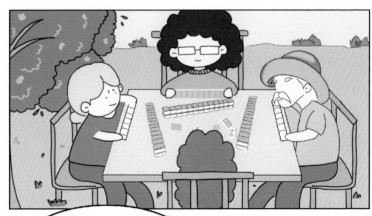

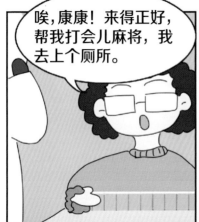

唉，康康！来得正好，帮我打会儿麻将，我去上个厕所。

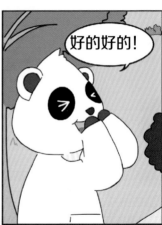

好的好的！

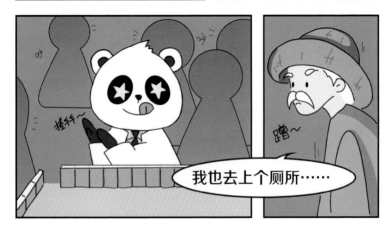

我也去上个厕所……

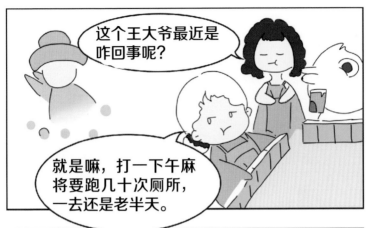

这个王大爷最近是咋回事呢?

就是嘛,打一下午麻将要跑几十次厕所,一去还是老半天。

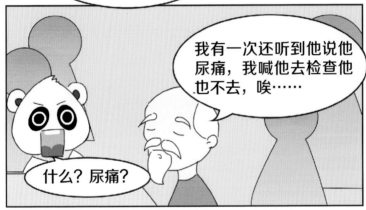

我有一次还听到他说他尿痛,我喊他去检查他也不去,唉……

什么? 尿痛?

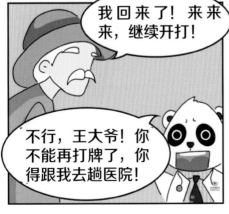

我回来了! 来来来,继续开打!

不行,王大爷! 你不能再打牌了,你得跟我去趟医院!

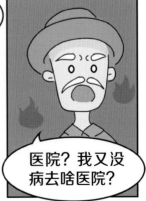

医院? 我又没病去啥医院?

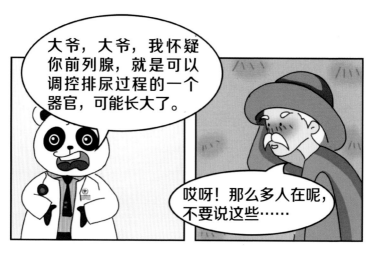

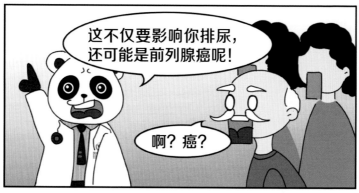

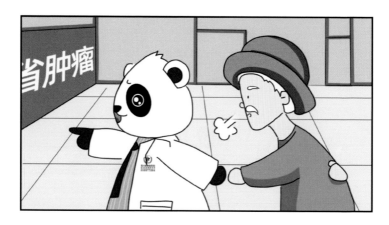

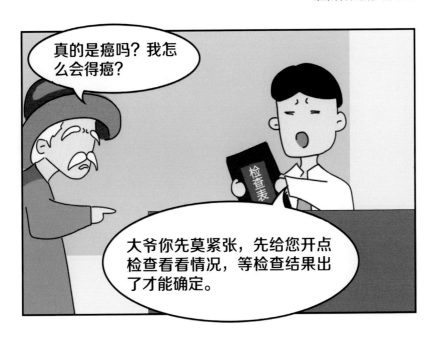

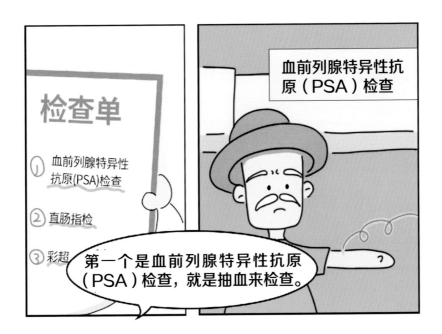

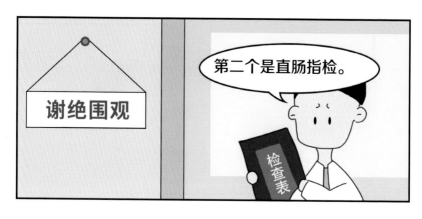

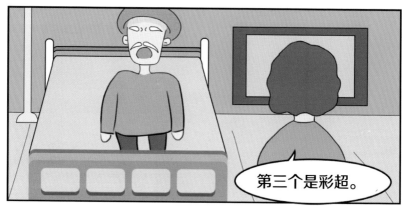

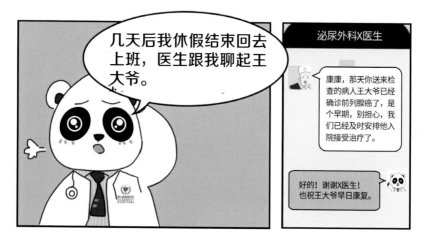

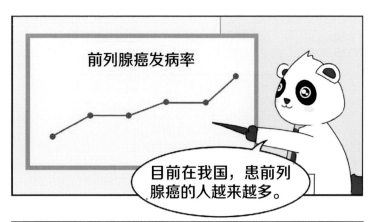

目前在我国，患前列腺癌的人越来越多。

癌症五年生存率指某种癌症经过治疗后，生存五年以上的患者所占的比例。

治疗中!

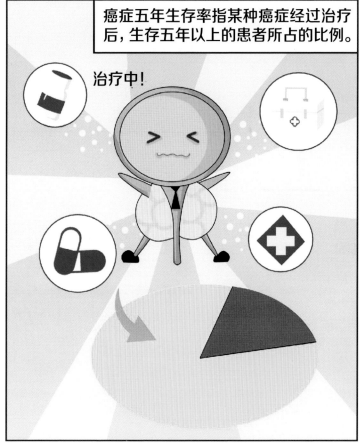

治疗后 5 年内不复发、不转移，之后患者所面临的相关风险将大大降低，意味着已接近治愈。

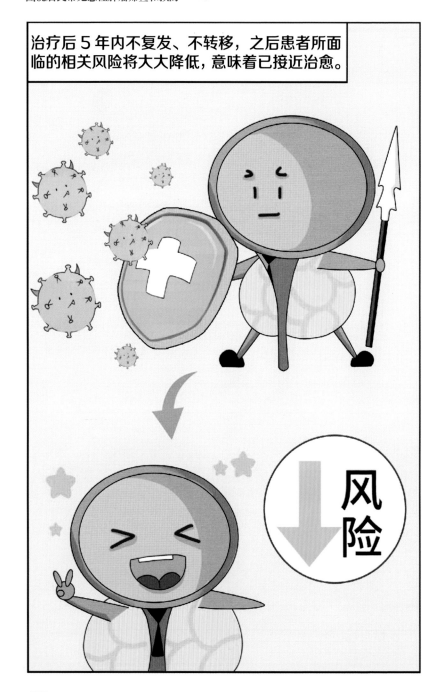

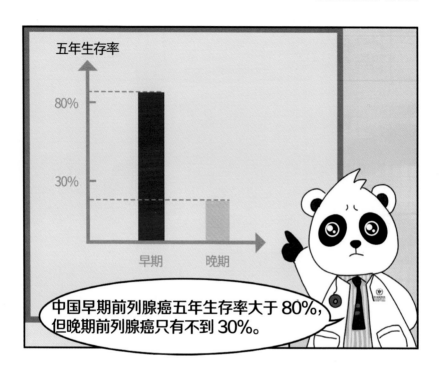

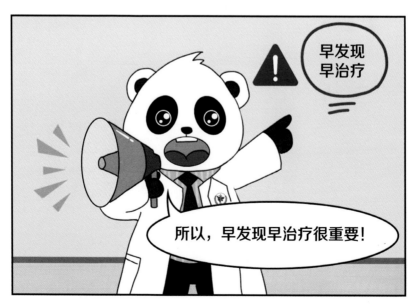

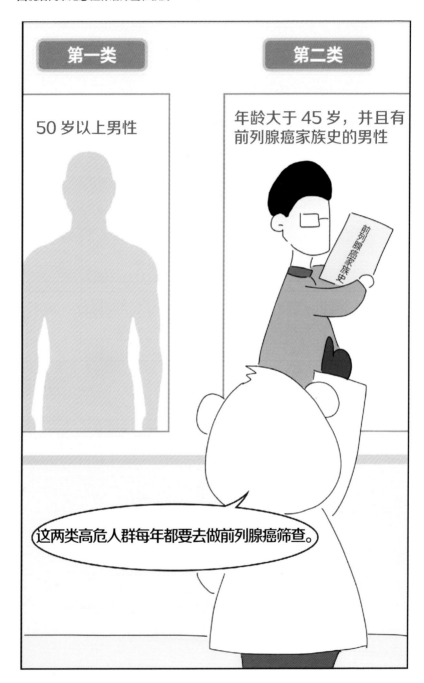

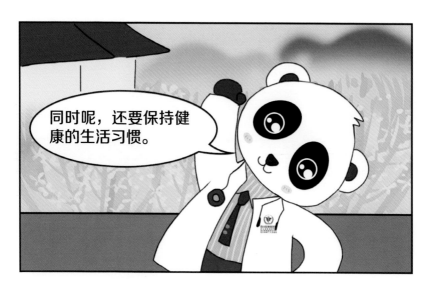

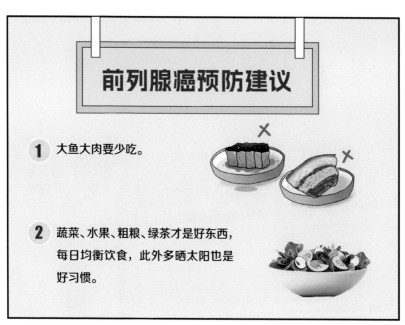

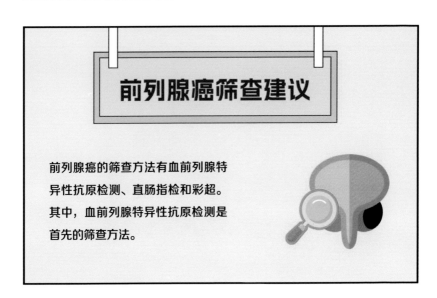

前列腺癌筛查建议

前列腺癌的筛查方法有血前列腺特异性抗原检测、直肠指检和彩超。其中，血前列腺特异性抗原检测是首先的筛查方法。

审核专家：吴毅

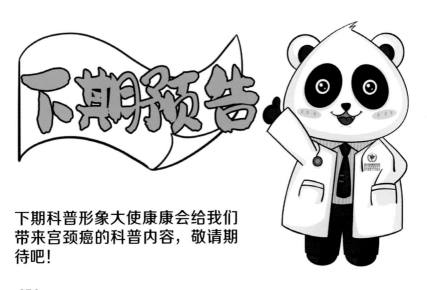

下期科普形象大使康康会给我们带来宫颈癌的科普内容，敬请期待吧！

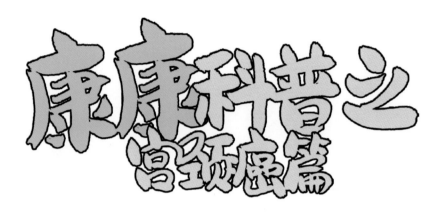

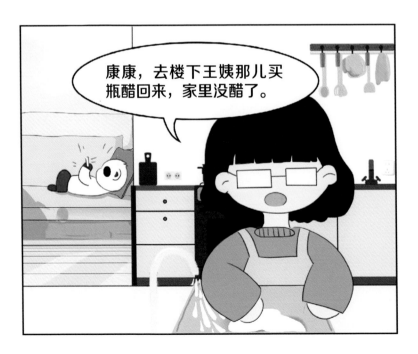

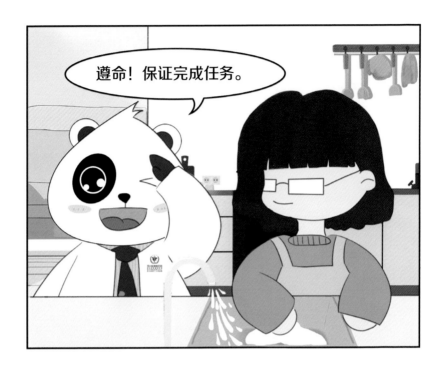

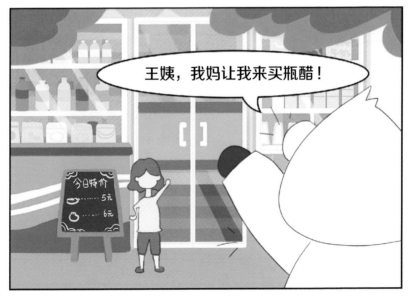

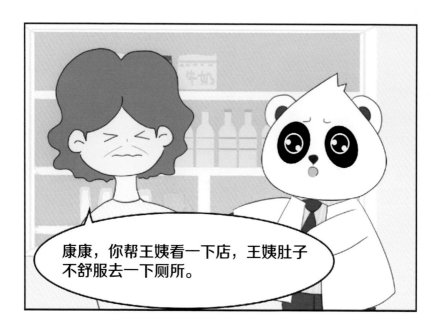

康康，你帮王姨看一下店，王姨肚子不舒服去一下厕所。

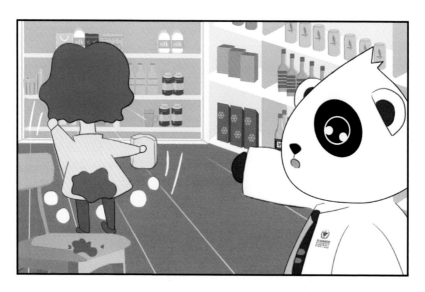

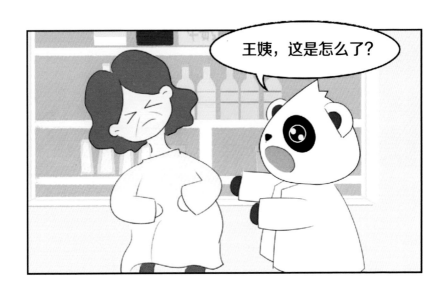

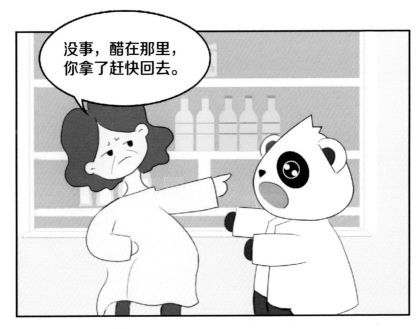

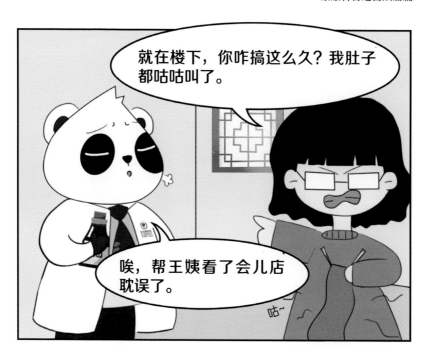

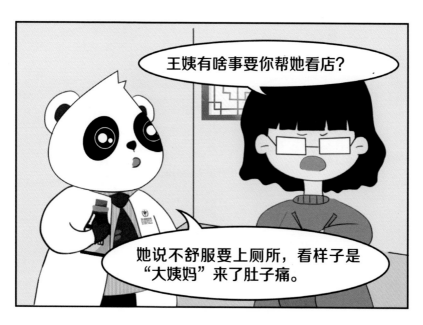

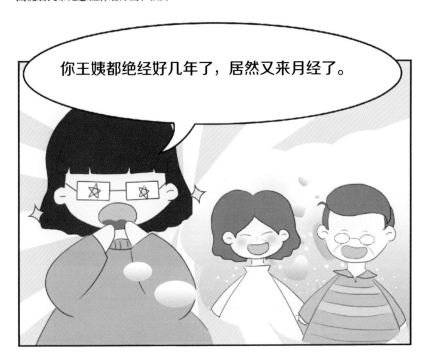

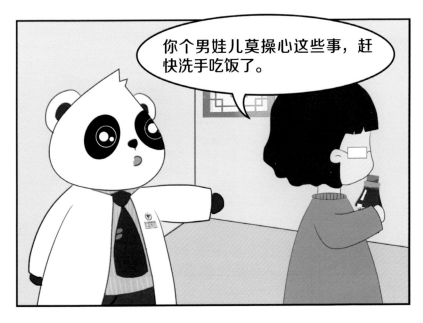

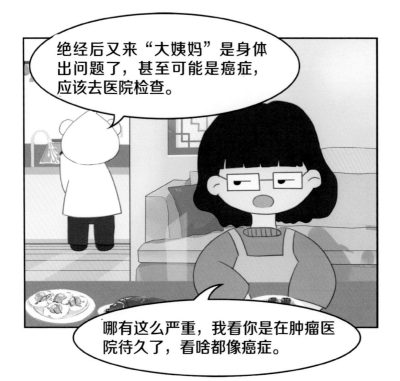

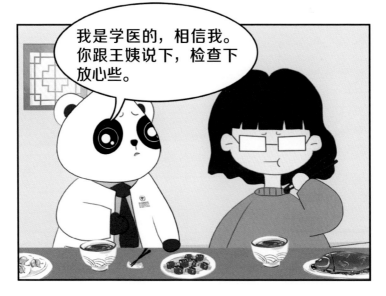

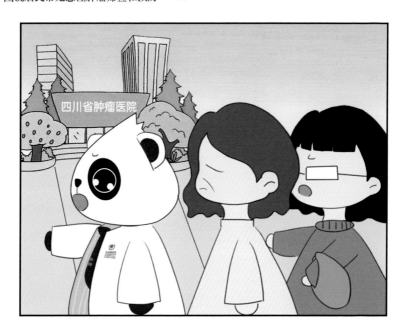

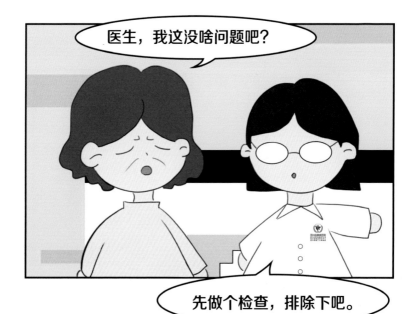

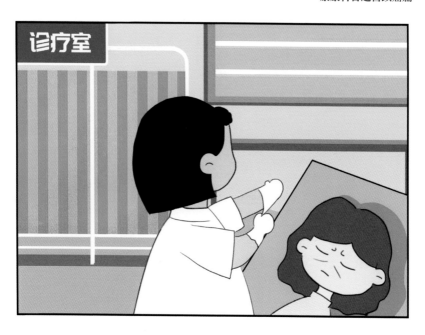

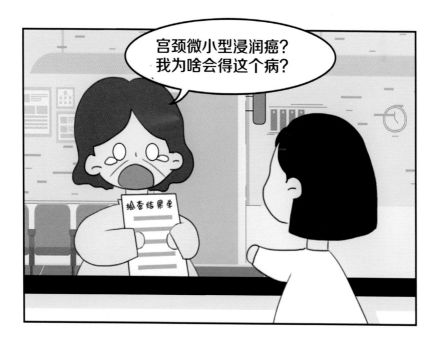

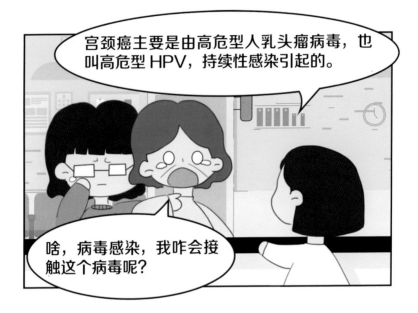

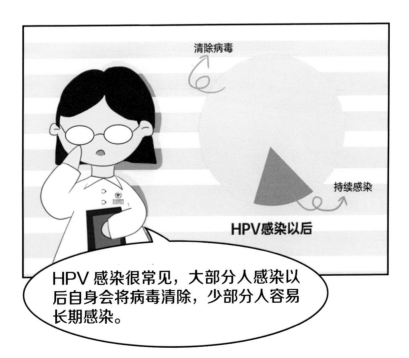

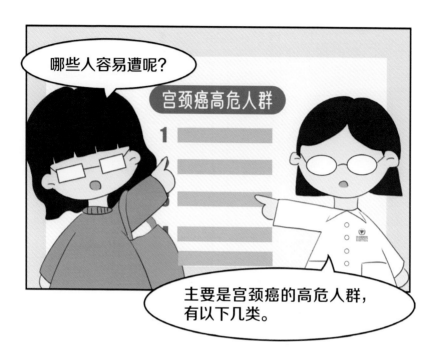

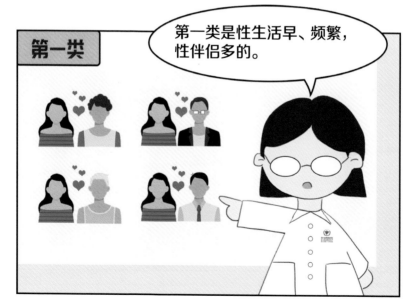

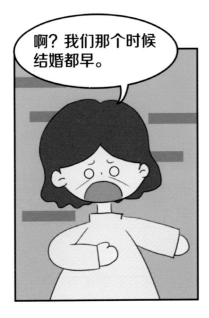

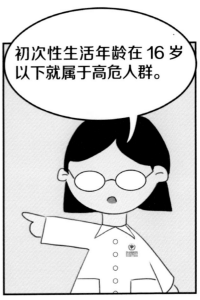

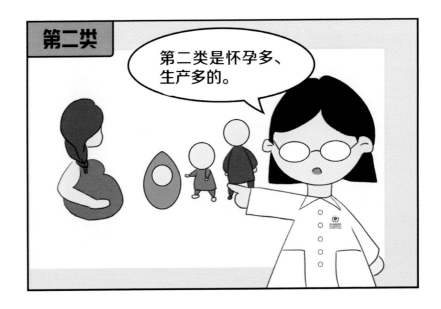

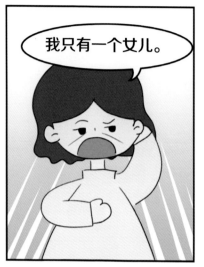

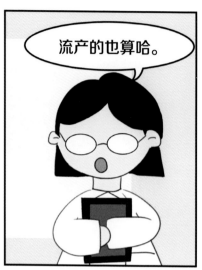

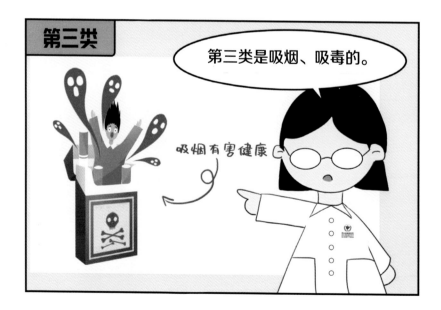

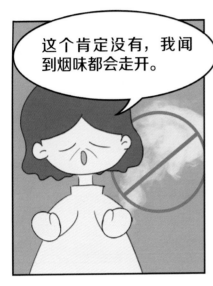

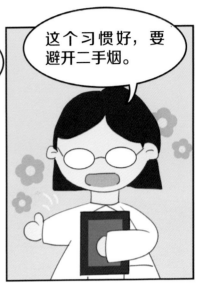

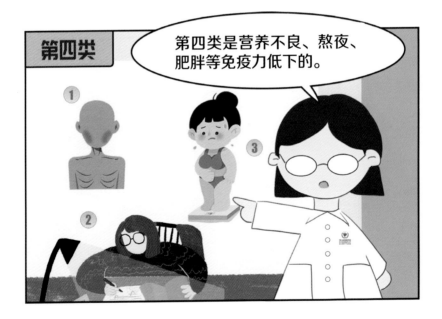

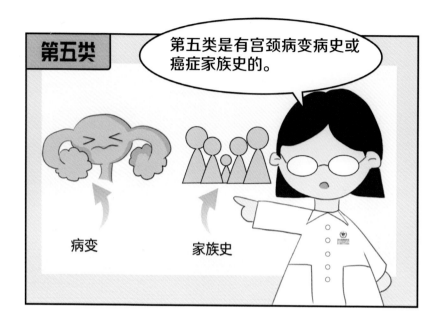

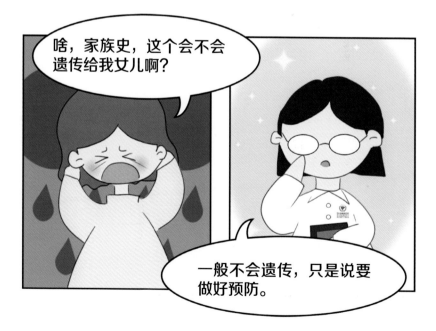

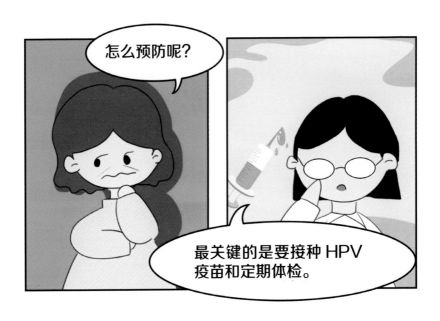

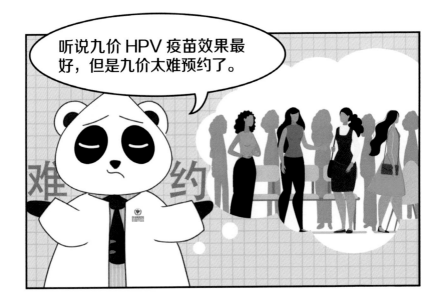

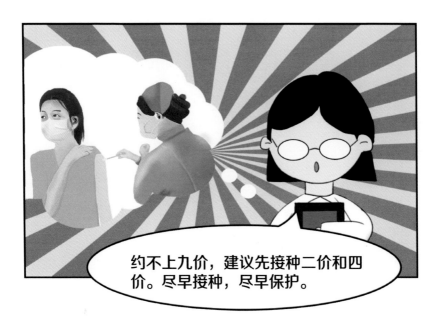

约不上九价，建议先接种二价和四价。尽早接种，尽早保护。

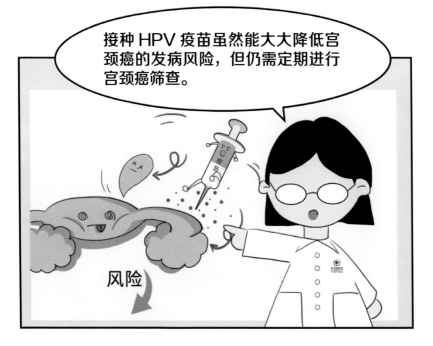

接种 HPV 疫苗虽然能大大降低宫颈癌的发病风险，但仍需定期进行宫颈癌筛查。

风险

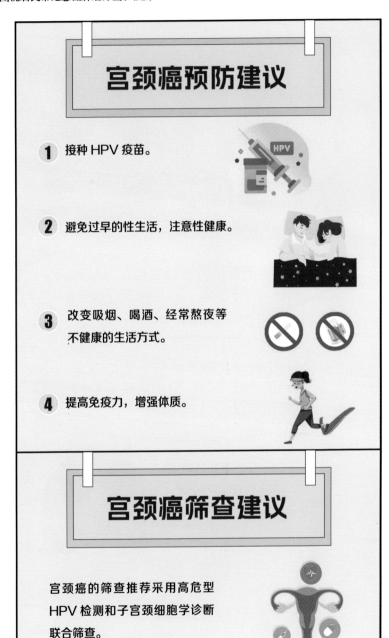

宫颈癌预防建议

1 接种 HPV 疫苗。

2 避免过早的性生活，注意性健康。

3 改变吸烟、喝酒、经常熬夜等不健康的生活方式。

4 提高免疫力，增强体质。

宫颈癌筛查建议

宫颈癌的筛查推荐采用高危型 HPV 检测和子宫颈细胞学诊断联合筛查。

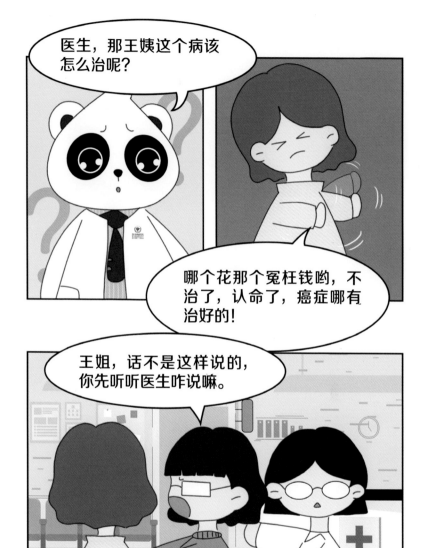

医生，那王姨这个病该怎么治呢？

哪个花那个冤枉钱哟，不治了，认命了，癌症哪有治好的！

王姐，话不是这样说的，你先听听医生咋说嘛。

幸好发现得早，属于早期，早期积极治疗绝大多数都能治愈。

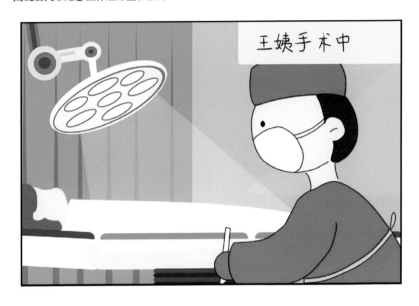

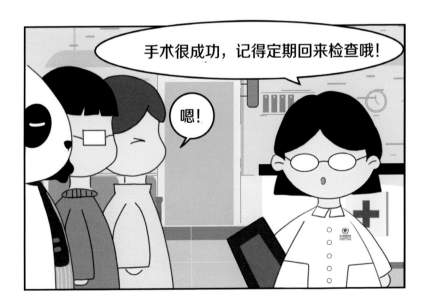

审核专家：王登凤

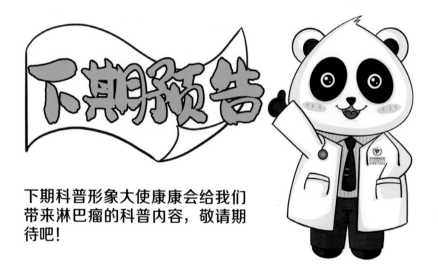

下期科普形象大使康康会给我们
带来淋巴瘤的科普内容，敬请期
待吧！

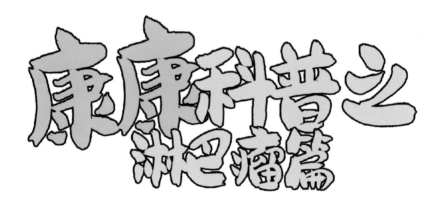

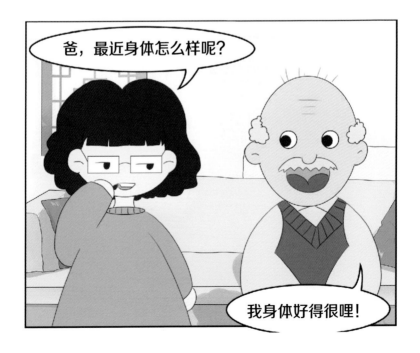

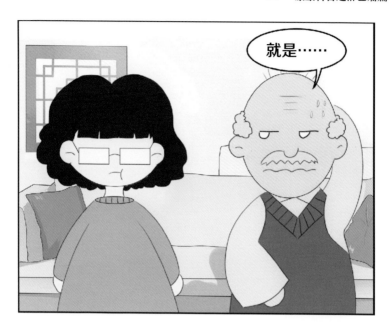

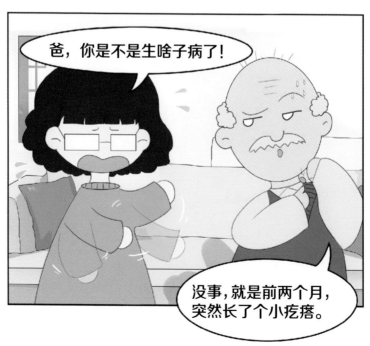

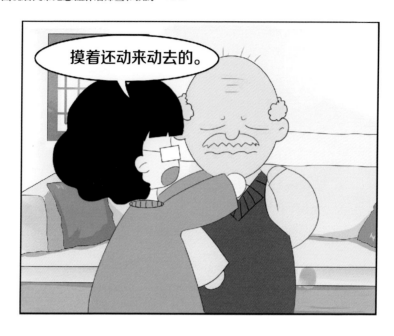

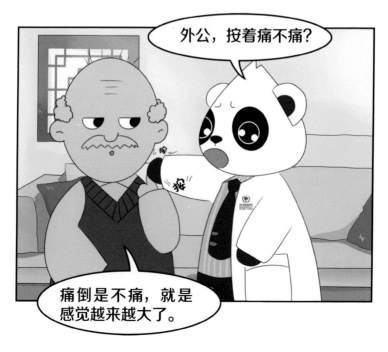

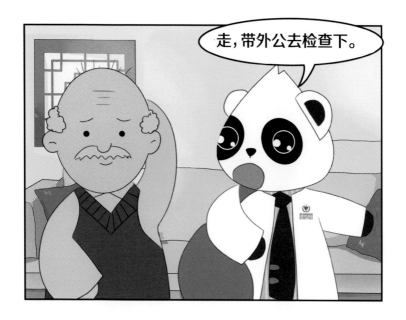

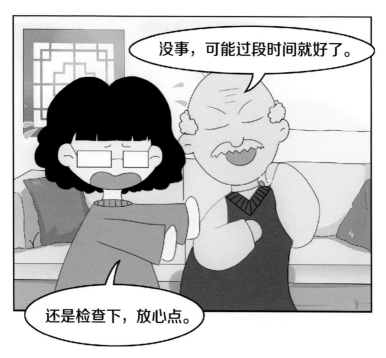

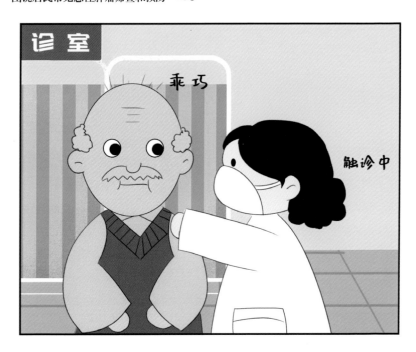

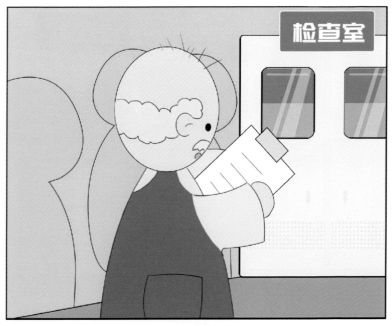

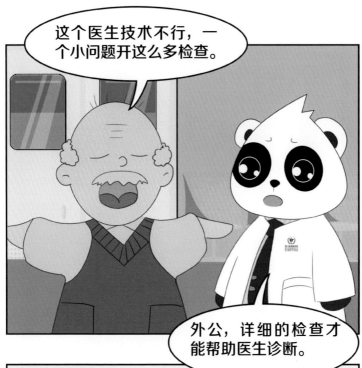

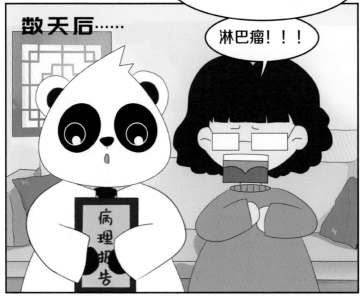

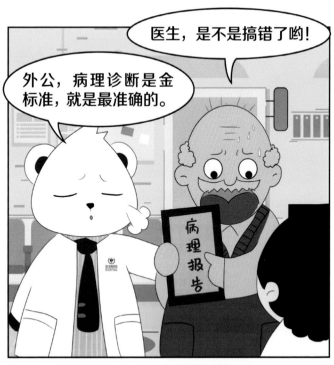

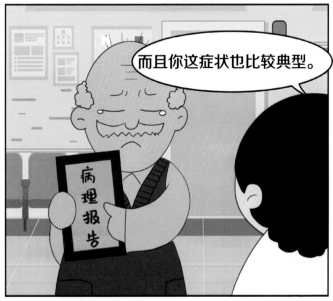

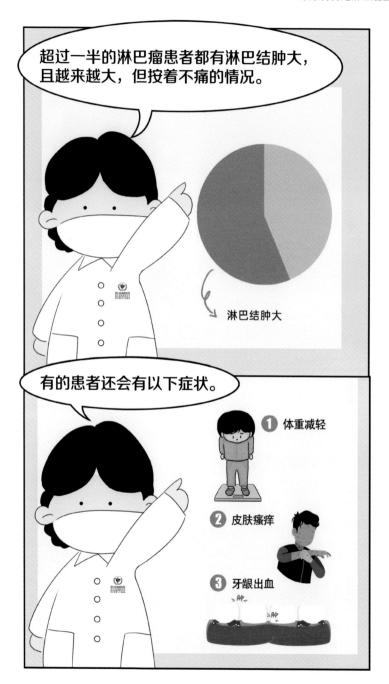

超过一半的淋巴瘤患者都有淋巴结肿大，且越来越大，但按着不痛的情况。

淋巴结肿大

有的患者还会有以下症状。

❶ 体重减轻

❷ 皮肤瘙痒

❸ 牙龈出血

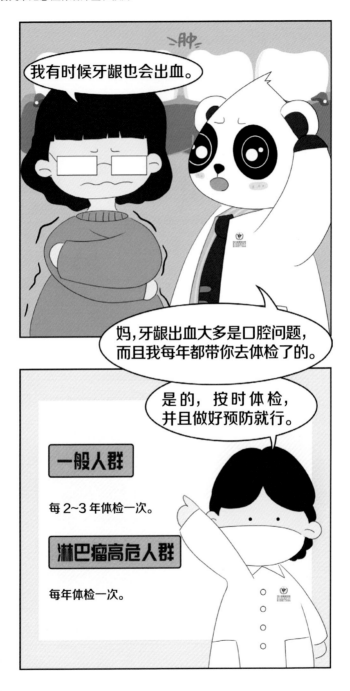

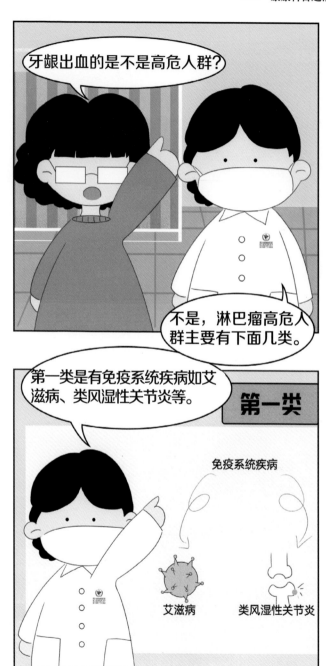

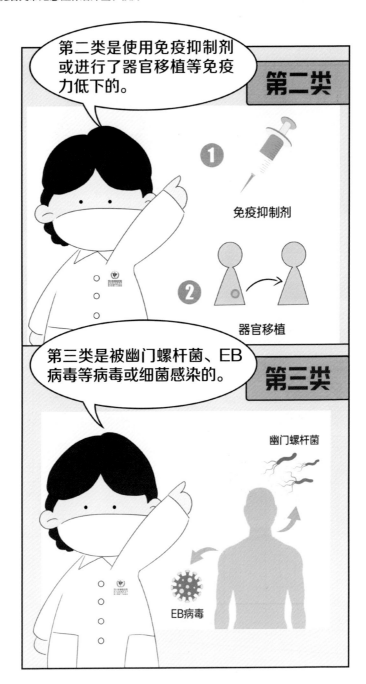

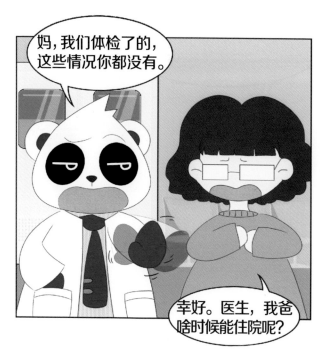

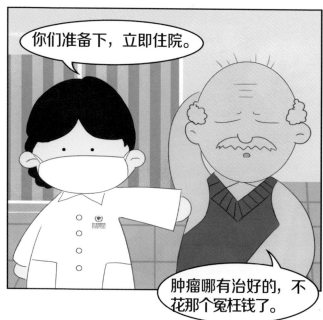

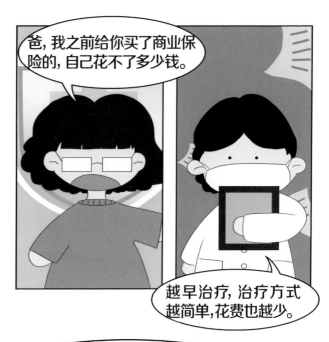

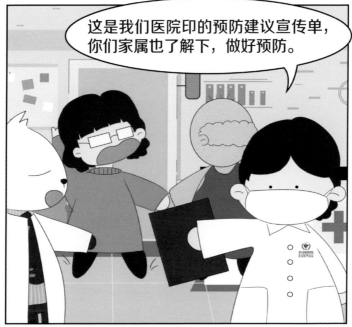

淋巴瘤预防建议

1 避免过度劳累，长期过劳会拖垮淋巴系统。

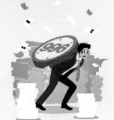

2 坚持锻炼，提高机体免疫力。

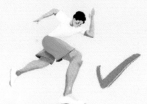

3 少接触有机溶剂、杀虫剂、除草剂、甲醛等有毒化学品。

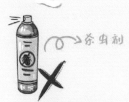

4 积极预防感染，控制慢性炎症。

淋巴瘤筛查建议

1 一般人群：2~3 年体检 1 次。

2 高危人群：每年体检 1 次。

3 临床检查项目

（1）症状评估：发热、出汗、体重减轻、皮肤瘙痒。

（2）体格检查：淋巴结、肝脏和脾脏肿大。

（3）影像学检查：B 超、CT、MRI、消化道内镜、PET-CT 检查。

（4）实验室检查：骨髓检查或流式细胞学检查。

（5）病理检查：淋巴结活检行组织病理学和分子病理学检查。

审核专家：李　力

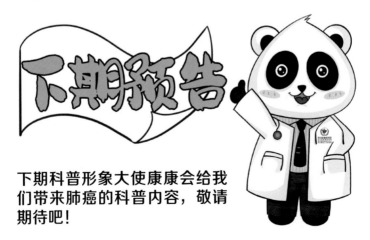

下期科普形象大使康康会给我们带来肺癌的科普内容，敬请期待吧！

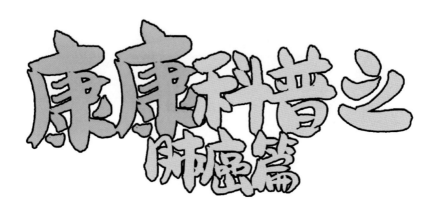

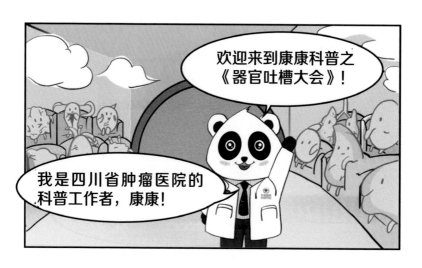

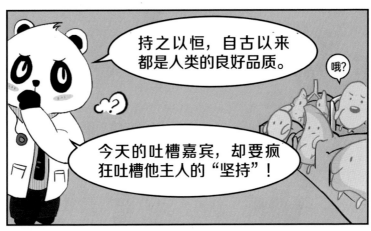

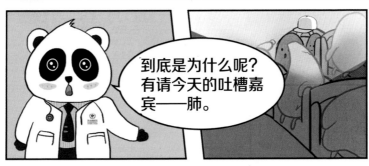

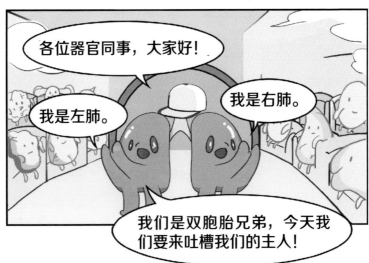

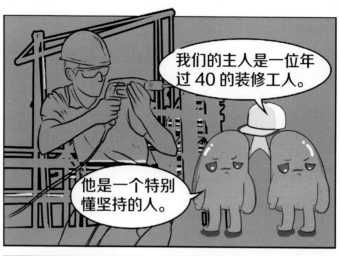

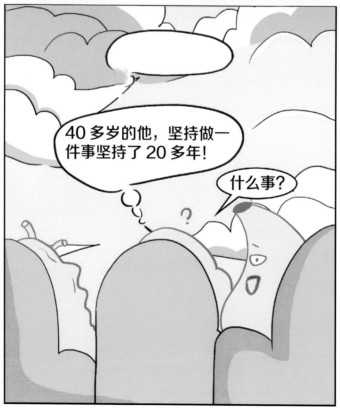

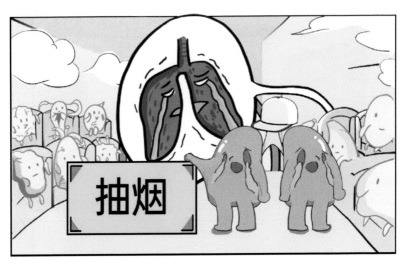

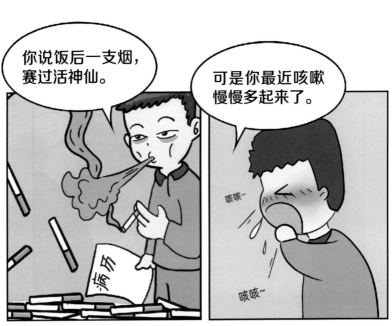

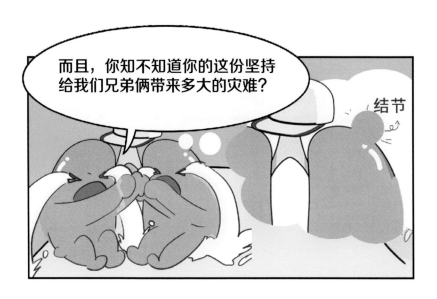

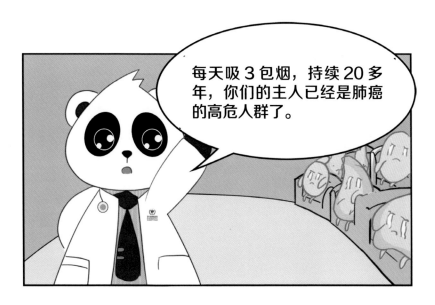

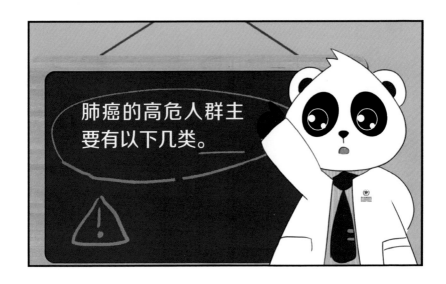

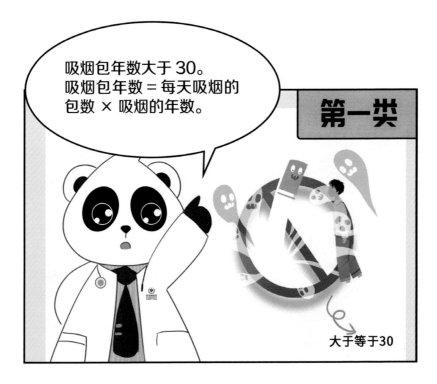

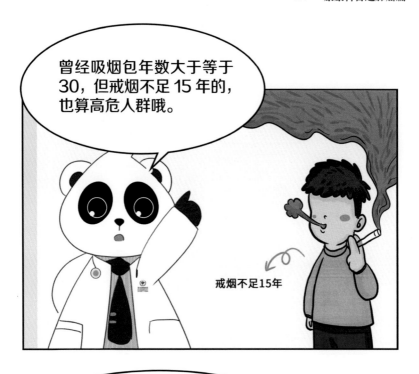

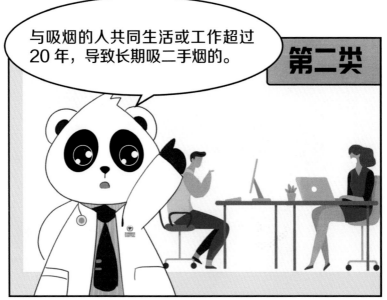

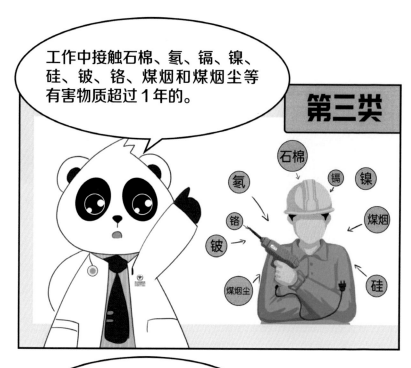

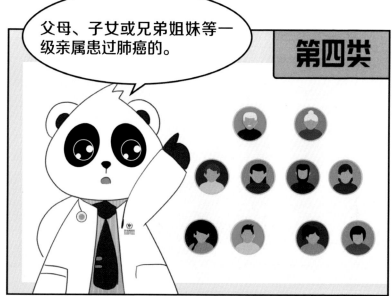

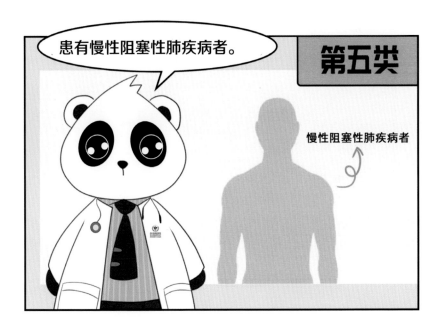

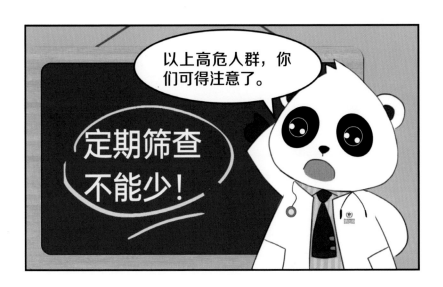

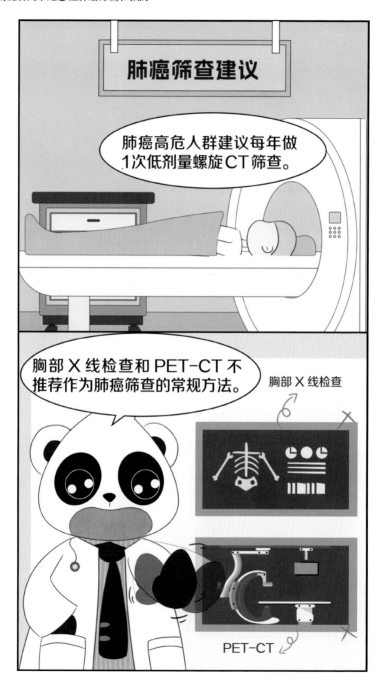

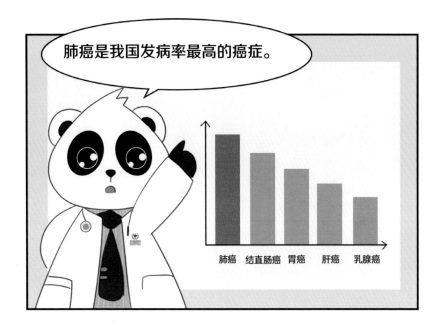

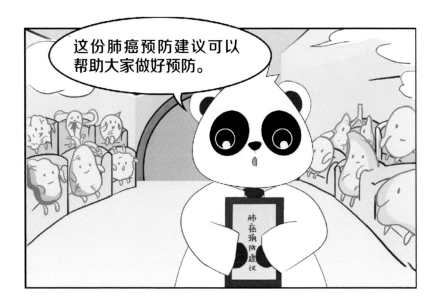

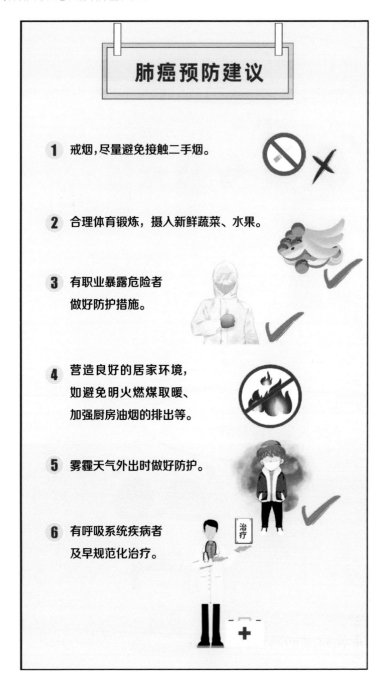

肺癌预防建议

1 戒烟,尽量避免接触二手烟。

2 合理体育锻炼,摄入新鲜蔬菜、水果。

3 有职业暴露危险者
做好防护措施。

4 营造良好的居家环境,
如避免明火燃煤取暖、
加强厨房油烟的排出等。

5 雾霾天气外出时做好防护。

6 有呼吸系统疾病者
及早规范化治疗。

治疗

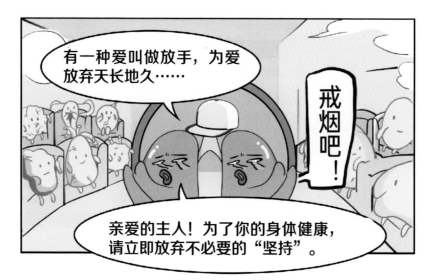

审核专家：庄 翔

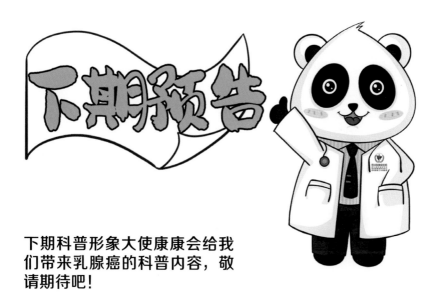

下期科普形象大使康康会给我
们带来乳腺癌的科普内容，敬
请期待吧！

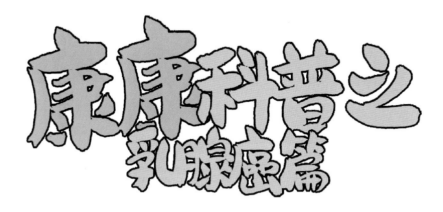

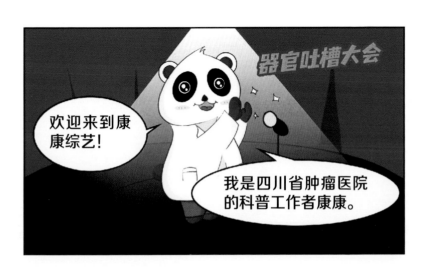

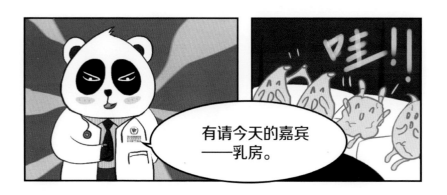

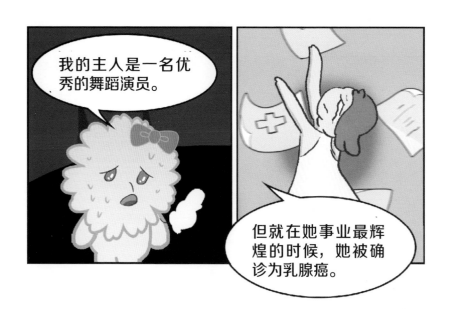

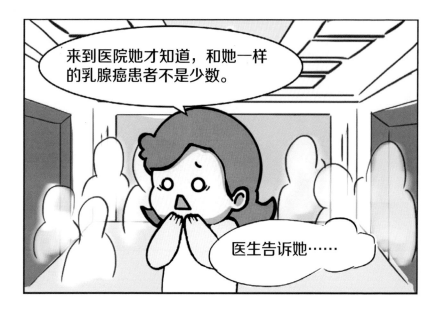

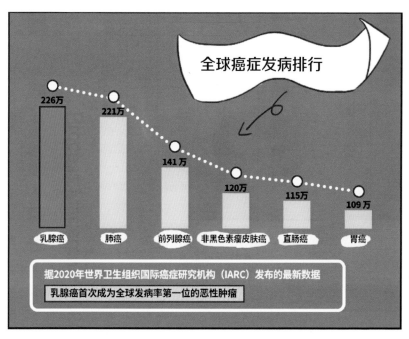

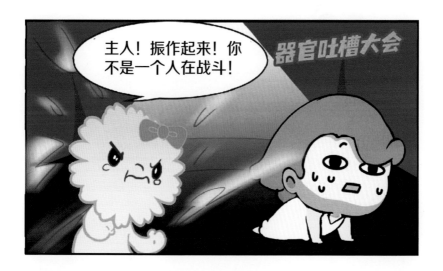

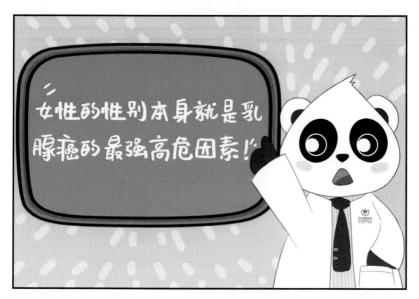

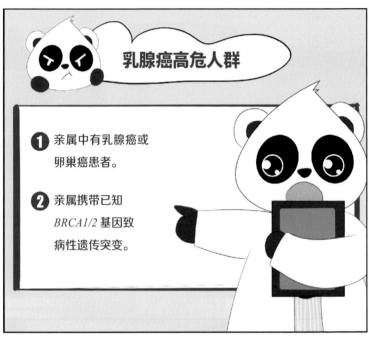

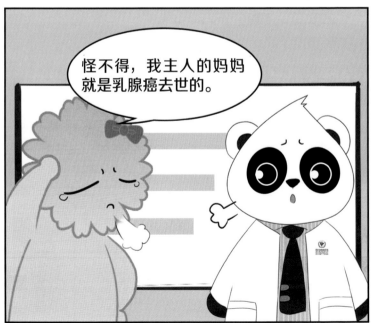

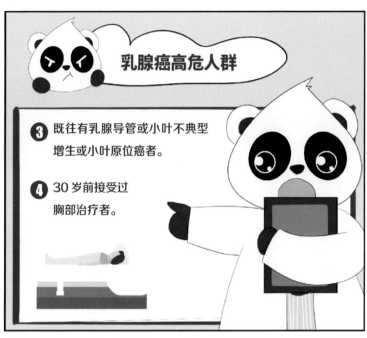

乳腺癌高危人群

❸ 既往有乳腺导管或小叶不典型增生或小叶原位癌者。

❹ 30 岁前接受过胸部治疗者。

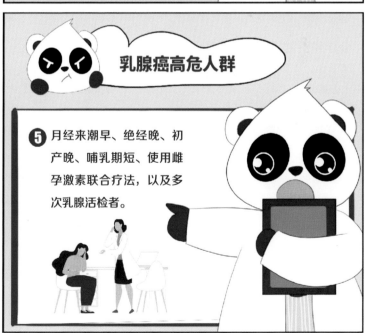

乳腺癌高危人群

❺ 月经来潮早、绝经晚、初产晚、哺乳期短、使用雌孕激素联合疗法，以及多次乳腺活检者。

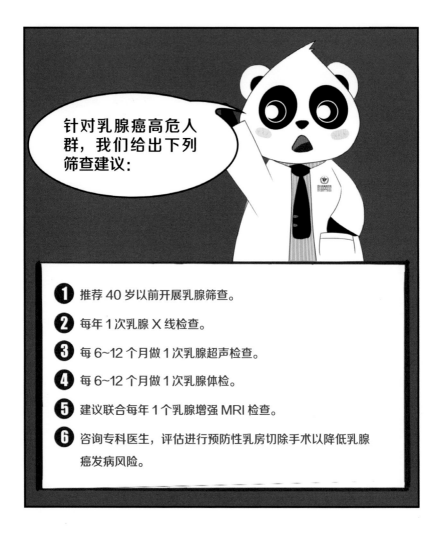

针对乳腺癌高危人群，我们给出下列筛查建议：

❶ 推荐 40 岁以前开展乳腺筛查。

❷ 每年 1 次乳腺 X 线检查。

❸ 每 6~12 个月做 1 次乳腺超声检查。

❹ 每 6~12 个月做 1 次乳腺体检。

❺ 建议联合每年 1 个乳腺增强 MRI 检查。

❻ 咨询专科医生，评估进行预防性乳房切除手术以降低乳腺癌发病风险。

对于一般风险人群，你们应该这样筛查。

20~39 岁
建议每年就诊乳腺专科进行健康查体，并学习乳腺癌相关健康知识。

40~70 岁
每 1~2 年进行 1 次乳腺 X 线（乳腺钼靶）检查。对于致密型乳腺，推荐与超声检查联合。

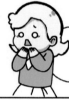

70 岁以上
每 1~2 年进行 1 次乳腺 X 线检查。

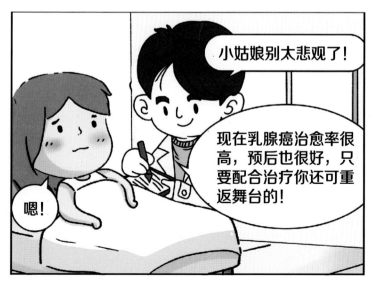

小姑娘别太悲观了！

现在乳腺癌治愈率很高，预后也很好，只要配合治疗你还可重返舞台的！

嗯！

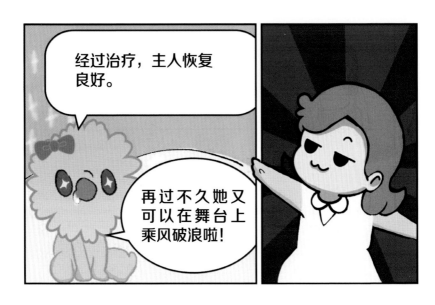

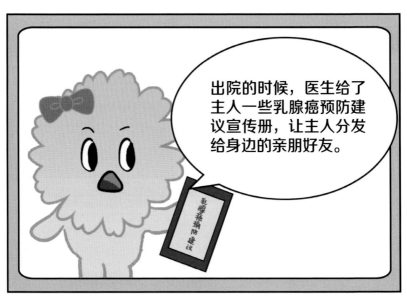

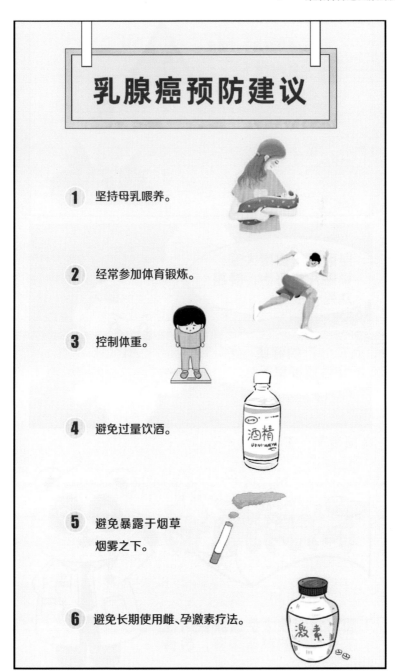

乳腺癌预防建议

1 坚持母乳喂养。

2 经常参加体育锻炼。

3 控制体重。

4 避免过量饮酒。

酒精

5 避免暴露于烟草
烟雾之下。

6 避免长期使用雌、孕激素疗法。

激素

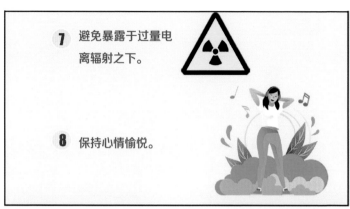

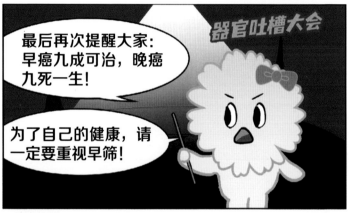

审核专家：王　浩

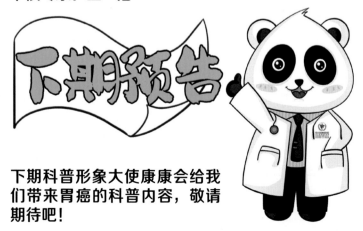

下期科普形象大使康康会给我们带来胃癌的科普内容，敬请期待吧！

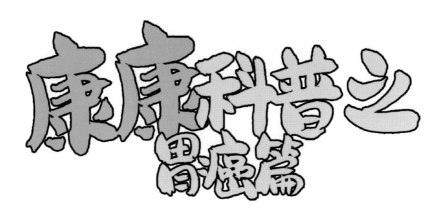

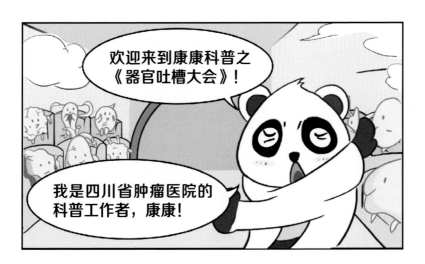

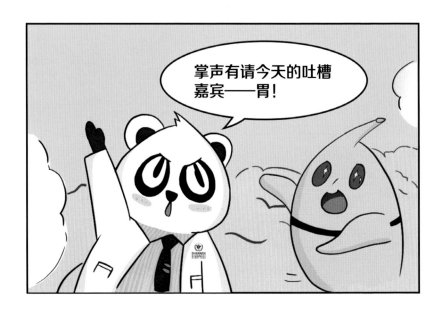

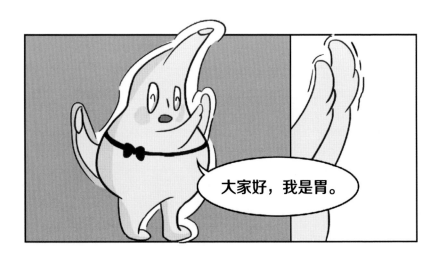

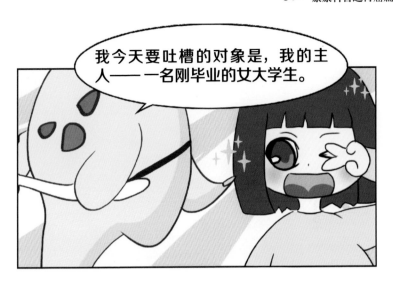

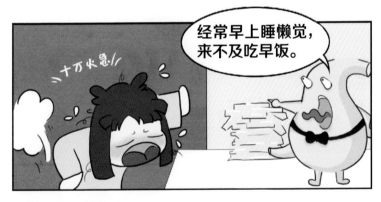

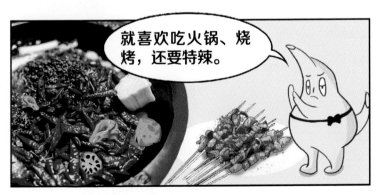

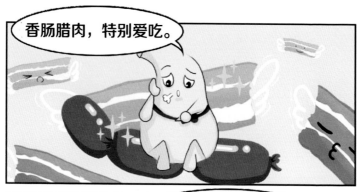

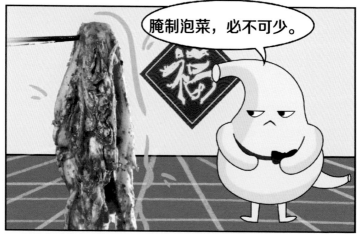

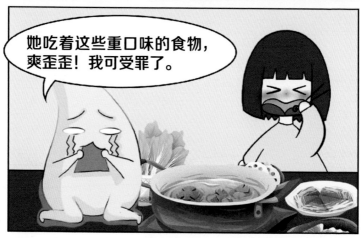

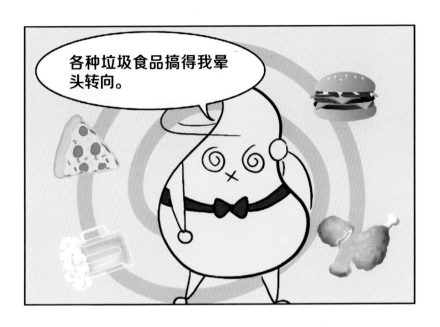

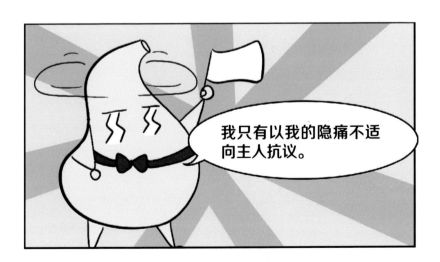

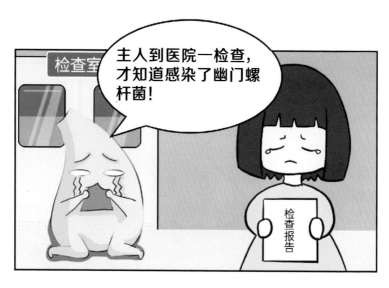

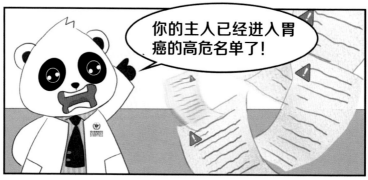

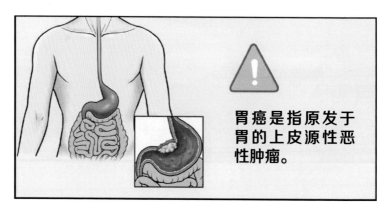

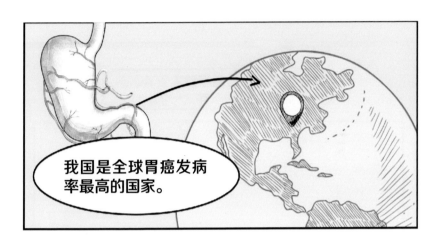

我国是全球胃癌发病率最高的国家。

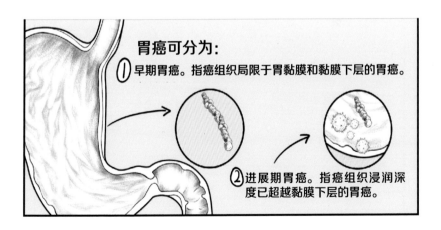

胃癌可分为：

① 早期胃癌。指癌组织局限于胃黏膜和黏膜下层的胃癌。

② 进展期胃癌。指癌组织浸润深度已超越黏膜下层的胃癌。

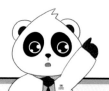

胃癌高危人群是指年龄大于 40 岁，且符合下列条件之一的：

① 幽门螺杆菌（HP）感染者。

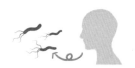

② 既往患有慢性萎缩性胃炎、肥厚性胃炎、胃溃疡、胃息肉等胃癌前期疾病的人。

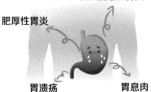

慢性萎缩性胃炎

肥厚性胃炎

胃溃疡   胃息肉

③ 一级亲属患胃癌的人，如父母、子女、兄弟姐妹。

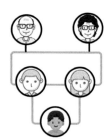

④ 其他高危因素：如摄入高盐、腌制饮食，吸烟，重度饮酒等。

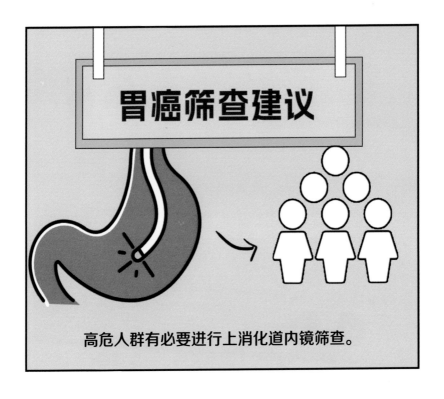

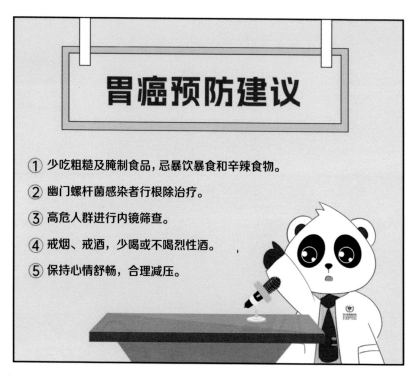

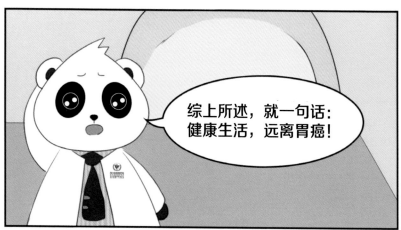

审核专家：赵　平